SALIES-DE-BÉARN

ANÉMIES

LYMPHATISME ET TUBERCULOSE

MALADIES DES FEMMES

RECUEIL D'OBSERVATIONS

PAR LE

Docteur Ch. LEJARD

ANCIEN INTERNE DES HOPITAUX DE PARIS
LAURÉAT DE LA FACULTÉ DE MÉDECINE
MEMBRE DE LA SOCIÉTÉ ANATOMIQUE
MEMBRE DE LA SOCIÉTÉ CLINIQUE

AVEC UNE LETTRE DU PROFESSEUR U. TRÉLAT

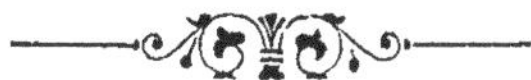

PARIS

IMPRIMERIE A. LANIER & SES FILS, 14, RUE SÉGUIER

1889

SALIES-DE-BÉARN

SALIES-DE-BÉARN

ANÉMIES
LYMPHATISME ET TUBERCULOSE
MALADIES DES FEMMES

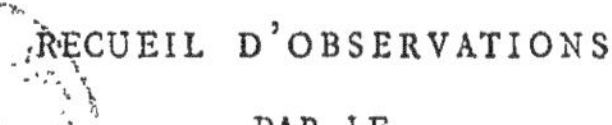

RECUEIL D'OBSERVATIONS

PAR LE

Docteur Ch. LEJARD

ANCIEN INTERNE DES HOPITAUX DE PARIS
LAURÉAT DE LA FACULTÉ DE MÉDECINE
MEMBRE DE LA SOCIÉTÉ ANATOMIQUE
MEMBRE DE LA SOCIÉTÉ CLINIQUE

AVEC UNE LETTRE DU PROFESSEUR U. TRÉLAT

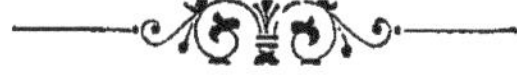

PARIS
IMPRIMERIE A. LANIER & SES FILS, 14, RUE SÉGUIER

1889

A mon excellent Maître

M. LE PROFESSEUR TRÉLAT

Professeur de Clinique Chirurgicale à la Faculté de Médecine de Paris
Chirurgien de l'Hôpital La Charité
Ancien Président de l'Académie de Médecine,
de la Société de Chirurgie, etc.

Mon Cher Maitre,

Depuis le jour où j'ai eu l'honneur de devenir votre élève, il y a de cela quatorze ans, vous n'avez cessé de me donner l'appui de vos conseils et de votre haute bienveillance. Au moment où j'étais votre interne, vous m'avez montré, chez plusieurs malades de votre clientèle, les remarquables succès thérapeutiques dus à la cure de Salies. — Déjà à cette époque vous m'avez fait entrevoir l'avenir considérable attaché aux vertus curatives de ces Eaux. — Il est donc bien juste que je vous fasse aujourd'hui hommage de mon premier recueil d'observations, recueil qui a pour unique ambition d'établir avec vérité les résultats de cette puissante thérapeutique.

Votre très reconnaissant élève,

Dr Ch. Lejard.

1er novembre 1888.

MON CHER LEJARD,

Vous me demandez de présenter à vos lecteurs votre premier recueil d'observations. Rien n'est plus juste puisque ce travail n'est que l'exécution d'un conseil que je vous ai donné avant votre départ pour Salies.

Je vous disais alors : Vous allez exercer dans une station thermale dont la puissance est incontestable ; attachez-vous à colliger les faits démonstratifs, à préciser leur valeur et leur signification de façon à mettre en évidence les indications formelles et les indications incertaines de vos eaux, les circonstances où on doit prescrire le traitement de Salies et celles où on peut l'essayer.

Il s'en faut qu'un pareil travail soit inutile. Beaucoup de médecins hésitent encore, dans certains cas, entre les eaux arsenicales, les eaux sulfureuses fortes et les eaux chlorurées sodiques. — Hésiter est bien; c'est le commencement de la sagesse, mais choisir est mieux, et pour choisir il faut connaître des faits précis et nombreux. Vous faites donc œuvre utile en publiant votre premier faisceau.

A-t-on tout dit d'ailleurs quand on a prononcé le nom de la médication ou des eaux chlorurées sodiques? Elles abondent, ces eaux salées, tout le long de nos côtes et dans l'intérieur des terres. Mais entre elles, que de différences de richesse et de combinaisons entre les éléments minéralisateurs, que de différences entre les climats et les modes d'administration des eaux!

Toutes ces eaux sont utiles, toutes sont efficaces, mais point dans les mêmes cas, ni au même degré dans certains cas identiques. Voilà ce qu'il faut éclaircir par des faits saisissants.

Vous n'avez sans doute pas les éléments de ces comparaisons, et si vous les entrepreniez, on pourrait vous dire : Vous êtes orfèvre, monsieur Josse. Mais vous avez en abondance tous les matériaux nécessaires pour établir la puissance de votre thérapeutique thermale dans certains états morbides.

Cela suffit. Vous ne manquerez pas, j'en suis sûr, de mettre en pleine lumière ces guérisons rapides et presque merveilleuses de vieux abcès froids, de suppurations ganglionnaires, d'ulcères strumeux qui, pendant des mois et même des années, avaient lassé la patience et épuisé les ressources des praticiens. Vous montrerez, par des exemples concluants, le rôle efficace de vos eaux dans la tuberculose épididymaire.

Je ne voudrais certes pas me substituer à vous, mais je suis persuadé que comme moi, et plus souvent que moi, car vous êtes un confluent tandis que je ne suis qu'une source, vous aurez observé les bienfaits de votre cure balnéaire dans le mal de Pott, dans la coxalgie, dans les fongosités articulaires et tendineuses. Dites bien que c'est surtout dans les périodes initiales que vous êtes utile, que votre intervention prompte et sagement réitérée peut alors combattre, arrêter et conduire à guérison ces redoutables maladies qu'on ne maîtrise plus qu'au prix de douloureux sacrifices quand on leur a laissé prendre de trop faciles développements.

Vous ne direz pas, je l'espère, que vos eaux sont la médication nécessaire de certaines maladies des femmes : fibromes utérins, métrites, périmétrites. Vous ferez ici les distinctions indispensables d'époque, de siège, de forme, de complication est partant d'indications. Mais ces distinctions faites, vous n'aurez point de peine à établir dans quels cas, dans quelles circonstances et contre quels symptômes la médication puissamment reconstituante et, passez-moi le mot, *hémophile*, de Salies joue un rôle de premier ordre et prépare ou achève des cures qui, sans elles, n'auraient pu être obtenues.

Je ne puis songer à parcourir tout votre programme thérapeutique dans cette lettre. Aussi bien y serais-je un peu incompétent. Je vous parle en chirurgien que je suis et mes rapides mentions venues au courant de la plume sont de vifs souvenirs de praticien bien mieux qu'un exposé doctrinal.

Heureusement les eaux de Salies sont, non exclusivement, mais surtout des eaux chirurgicales, de sorte que sans sortir de mon domaine, je puis toucher les points majeurs.

Quand je me reporte au passé, à un passé qui n'est pas encore bien loin de nous, et que je me demande pourquoi les eaux de Salies-de-Béarn n'avaient il y a quinze ou vingt ans qu'une renommée locale et incomplète, j'en trouve la raison dans la petite quantité d'eau consacrée aux cures médicales et dans la misérable administration de ces eaux.

Des progrès réels ont été effectués depuis cette époque. Le volume des eaux a été considérablement accru et un établissement balnéaire avait été construit; l'incendie du 6 septembre l'a détruit.

Aujourd'hui la situation se résume en quelques mots. Vous avez à Salies un climat qui permet une très longue saison, des eaux puissantes, abondantes et pas d'établissement thermal (1).

Si abondantes que soient vos eaux, j'estime qu'elles seront toujours en quantité au-dessous des vrais besoins, c'est-à-dire du nombre de malades qui en ont besoin.

Par nature, Salies est une station thermale de premier ordre. Il faut que l'administration des eaux soit à la hauteur de cette donnée fondamentale, et par conséquent que le nouvel établissement soit doté de toutes les ressources, de tous les moyens propres à réaliser les traitements variés de notre thérapeutique actuelle.

« Aide-toi, le ciel t'aidera. » Personne ne doit oublier ce bon vieux conseil même à Salies. Pour les malades d'abord, pour l'honneur de la médecine moderne, il est nécessaire que votre station se développe en conformité de sa valeur. Mais pour atteindre ce but, il faut qu'elle offre au public et aux médecins des installations larges et satisfaisantes à tous les points de vue.

---

(1) 10 novembre 1888. — Au moment où cette lettre a été écrite, l'établissement n'était pas encore reconstruit.

Vous devez être, mon cher Lejard, au moins aussi convaincu que moi à cet égard. Je vous connais depuis trop longtemps, vous avez trop été l'un de mes élèves les plus attachés pour qu'il me reste le moindre doute sur ce point. Faites tous vos efforts pour faire partager vos convictions autour de vous. Je vous souhaite d'entraîner toutes les opinions et toutes les bonnes volontés. Si vous réussissez, nous aurons tous, entraîneurs et entraînés, servi modestement, mais utilement, notre pays et l'humanité. C'est pour nous un rigoureux devoir de ne laisser, à l'heure présente, aucune parcelle de notre patrimoine national sans culture et sans soins.

A vous,

U. Trélat.

10 Novembre 1888.

Des Anémies

INDICATIONS GÉNÉRALES

Des Anémies

L'anémie est un état morbide du sang dont les lésions sont complexes et qui, chez les malades, se montre sous des modalités multiples et variables. « La pauvreté de sang » exerce son influence sur toutes les fonctions de l'économie[1], mais chacune d'elles exprime sa souffrance par des symptômes différents. La même lésion du globule sanguin se traduira chez l'un par de la pâleur, de la faiblesse, des syncopes, s'accusera chez un autre par une irritabilité nerveuse excessive. En raison de la multiplicité des lésions du globule sanguin, on peut dire qu'il y a non pas « une anémie » mais « des anémies ». Et en raison de la façon dont chaque malade peut réagir en face d'une même lésion sanguine, il n'est pas inutile non plus, à côté de l'étude des anémies, de placer l'étude des anémiques.

Le sang étant le liquide nourricier de l'économie, tous les organes souffrent des lésions qui peuvent atteindre les éléments du sang. Mais quelques-uns de ces organes ont le triste et fâcheux privilège d'être plus impressionnés que les autres ou de l'être d'une façon plus précoce : ce sont ceux dont la vitalité plus active exige un sang plus riche et exempt de toute altération. La moindre lésion sanguine retentit sur le tissu musculaire comme sur le tissu nerveux. Et en effet, c'est dans

---

(1) Potain, article anémie, *Dict. encyclop.*

le système musculaire et dans le système nerveux, que retentissent les premiers troubles qui surviennent dans l'appareil circulatoire, et ce sont eux qui nous fournissent la première expression symptomatique de l'état anémique du sang.

Le sang des anémiques est pâle, parce qu'il est trop riche en sérum ou trop pauvre en globules rouges, et pauvre surtout en oxyhémoglobine, cette matière vivante et colorante du sang par excellence. Le teint des anémiques est pâle, légèrement bleuâtre si les veines superficielles sont un peu dilatées; plus tard même, il devient jaunâtre comme la vieille cire, et il se fait une bouffissure de la face et des extrémités, parce que le sang a perdu sa plasticité et transfuse à travers les parois des vaisseaux. Quelquefois le teint se colore, mais sous l'influence d'une excitation nerveuse passagère, et ces malades sont de ceux que l'on peut quelquefois faire rougir ou pâlir à volonté. Les muqueuses, les gencives, les conjonctives, sont blanches et décolorées, comme autant de témoins sensibles et délicats d'une décoloration analogue des éléments du sang.

Le tissu musculaire est pâle, ayant souvent perdu sa tonicité et son élasticité. Les anémiques sont faibles et sans vigueur, ils s'épuisent au moindre effort, se fatiguent à la moindre course. Le système musculaire de la vie organique souffre lui aussi, car la respiration est courte et superficielle, les battements du cœur sont exagérés en force et en vitesse, l'estomac et l'intestin se contractent mal, tous phénomènes dûs principalement à l'insuffisance de contraction des fibres musculaires lisses.

Le système nerveux qui reçoit un sang trop peu abondant ou trop pauvre en éléments réparateurs, accuse lui aussi ses souffrances par des douleurs, des névralgies vagues, une céphalalgie opiniâtre ou des troubles du côté des organes des sens, éblouissements, vertiges, etc.; le sommeil peut disparaître pendant des mois entiers, ou se trouver accompagné de rêves, de cauchemars qui le rendent aussi fatigant qu'une veille prolongée. Tantôt l'anémique est faible et apathique; tantôt il est nerveux et irritable ; mais cette excitabilité passagère est exagérée, irrégulière, motivée par une cause futile et faisant place bientôt à une dépression profonde.

Chez les jeunes filles et chez les femmes la menstruation devient irrégulière et donne souvent lieu à des accidents douloureux ou hémorragiques, alternant avec une leucorrhée abondante.

Tels sont, rapidement indiqués, les principaux symptômes qui s'observent, à première vue, chez les anémiques. Ce n'est pas la place de décrire toutes les formes cliniques si variables de cet état morbide du sang. L'étude de la richesse du sang en oxyhémoglobine et en globules, la recherche de l'activité des échanges nutritifs, l'observation des divers états pathologiques qui peuvent engendrer l'anémie, entretenir cet état, ou au contraire en être la conséquence, donnent de précieuses indications pour le diagnostic et le traitement de ce genre d'affection (1).

Quelques études physiologiques et cliniques nous avaient permis d'établir l'influence des eaux chlorurées sodiques sur l'état anémique du sang et nous avaient amené à conclure que :

Les eaux chlorurées sodiques de Salies-de-Béarn constituent une médication puissante contre l'anémie ;

Elles agissent sur la richesse du sang en oxyhémoglobine, qu'elles augmentent ;

---

(1) Voir les Anémies, par le Dr Lejard, 1888, et Société de Biologie.

Elles agissent sur l'activité de nutrition des tissus. Les eaux chlorurées sodiques excitent l'activité trop lente ; les eaux mères, bromo-iodurées, dépriment une activité exagérée ;

Elles agissent sur le système nerveux en excitant le système nerveux sympathique et en calmant l'excitabilité cérébro-spinale ;

Elles guérissent les affections locales, entretenues par l'anémie même.

Reprenant aujourd'hui ces observations cliniques, il paraît utile de rechercher quels sont les résultats obtenus par les Anémiques qui sont venus à Salies demander une amélioration ou une guérison.

Il n'est pas possible de donner une description de chaque cas particulier ; nous indiquerons seulement les principaux caractères des types cliniques que nous avons observés et se rapportant aux variétés pathologiques de l'anémie, décrites par les auteurs.

Dans le tableau suivant nous résumons les recherches que nous avons pu faire sur les éléments du sang. On verra que :

1° Le traitement par les eaux salées amène une augmentation d'oxyhémoglobine en moyenne de 1 0/0, et d'autant plus forte que le sang est plus pauvre ;

2° Il se fait parallèlement une augmentation du nombre des globules rouges, mais beaucoup plus variable ;

3° Dans la leucocythémie, il y a augmentation des globules rouges et diminution des globules blancs ;

4° Pour une même maladie, l'état anémique du sang peut s'observer à des degrés très-divers.

OBSERVATIONS CLINIQUES

Observations	NOMS des MALADIES	AVANT LE TRAITEMENT richesse du sang en globules	en Oxyhémoglobine	APRÈS LE TRAITEMENT richesse du sang en globules	en Oxyhémoglobine
N° 11	Anémie héréditaire	4.950.000	11 0/0	6.120.000	12 0/0
N° 8	Adénite	4.490.000	01.0/0	— —	12 0/0
N° 9	Id.	6.700 000	12 0/0	— —	12 0/0
N° 4	Id.	5.800.000	11,5 0/0	— —	13 0/0
N° 1	Fibrome	4.660.000	7 0/0	5.290.000	8 0/0
N° 2	Id.	2.952.000	9 0/0	3.560.000	10 0/0
N° 3	Epithel	4.000.000	5 0/0	5.200.000	9 0/0
N° 5	Chlorose	2.000.000	4 0/0	6.340.000	9 0/0
N° 7	Coxalgie	5.420.000	12 0/0	6.170.000	12 à 13 0/0
N° 6	Otite supp.	7.040.000	13 0/0	7.550.000	14 0/0
N° 8 *bis*.	Arterio sclerose	6.080.000	11 0/0	6.630.000	12 0/0
N° 10	Id.	6.400.000	11 0/0	7.020.000	12 0/0
N° 12	Leucocythémie	5.870.000 G. B. 4	10 0/0	6.490.000 G. B. 2	11 0/0

1° Anémie symptomatique d'hémorragie

Ces malades présentaient tous les signes d'une dépression générale de l'organisme. La face était pâle, jaunâtre et bouffie. Les traits avaient perdu leur finesse habituelle, le teint sa transparence, et une sorte de collier de bouffissure élargissait la partie inférieure du visage. Les muqueuses étaient pâles. Le pouls, petit, dépressible, était accéléré, tandis que la respiration était lente, pénible, superficielle. Accablés par la moindre fatigue, ces malades ne pouvaient marcher, se tenir debout longtemps de suite, et encore moins suivre une conversation un peu vive. Torpeur musculaire, torpeur intellectuelle, tel était leur état le plus ordinaire.

Par période survenaient les hémorragies qui, accentuant encore l'anémie, amenaient avec elle les maux de tête, les palpitations, les vertiges, les bourdonnements d'oreilles, etc., et quelquefois les syncopes.

En dehors de la disparition de ces symptômes si pénibles obtenue par le traitement de Salies, l'examen direct a permis de vérifier les modifications du sang même. On retrouvera la confirmation de ces faits dans les observations I, II, III du tableau ci-joint.

On obtient le même résultat si l'anémie est secondaire, comme dans le lymphatisme (obs. IV, VI, VIII), les affections articulaires plus ou moins graves (obs. VII), ou les affections ganglionnaires (obs. IX, X). Dans toutes ces observations, que l'on retrouvera plus loin, l'examen du sang a montré les mêmes progrès, les mêmes améliorations.

2° Anémie par prédisposition héréditaire

C'est maintenant un autre type clinique d'anémiques : les précédents étaient pâles, jaunâtres, bouffis, à démarche pénible, torpides par le corps comme par l'intellect, si je puis ainsi dire ; ceux-ci, au contraire, sont maigres, frêles, nerveux et toujours en mouvement. Leur irritabilité morale est aussi grande que leur irritabilité physique. Ils ne sont pas malades, ils n'ont jamais été malades, et cependant on craint pour leur santé, plus que s'ils faisaient une grave maladie.

Obs. I. — Pas d'autre maladie que des antécédents héréditaires dans sa famille. Enfant née bien constituée. Jusqu'à l'âge de 12 ans a progressé régulièrement en taille et en poids; aucune affection locale sauf un peu de faiblesse du murmure respiratoire au sommet du poumon. Cette fillette est frêle, maigre, un peu voûtée; pas de menstruation, pas d'appétit, et pour tout dire, une constipation opiniâtre.

Cette enfant a pris à Salies vingt-cinq bains et, d'après les notes de la famille, en voici les résultats :

L'appétit s'est amélioré au huitième, surtout au seizième et au vingtième bain.

Le sommeil a été excellent; les selles ont été régulières, sans constipation. La peau rougissait plus facilement. Il y eu seulement un peu de fatigue générale.

L'enfant avait augmenté de poids dans la proportion de 34 kilog. 50 à 37 kilog.

Il n'y a pas eu à regretter le moindre accident pulmonaire. Un an après, l'état de cette enfant était encore excellent.

Obs. II. — Tel est encore le cas de ce jeune homme, qui n'a jamais eu d'accidents sérieux, mais qui présente une prédisposition héréditaire. Aucun accident du côté de la poitrine ni des bronches. Bon état, bon sommeil, bon appétit. Jeune homme frêle, petit, nerveux, qui n'a rien, comme état morbide mais pour lequel on a tout à craindre.

3° Anémie due a la croissance

L'aspect de ces malades est tout à fait caractéristique et un coup d'œil suffit pour faire le diagnostic : ce sont des jeunes gens ou des jeunes filles, entre 14 et 20 ans, ils sont tous maigres, tous grands, mais d'une taille démesurée pour leur âge : ils ont grandi trop vite, et la croissance trop rapide a amené chez eux des phénomènes morbides spéciaux. Tous les appareils de l'économie se trouvent atteints. Le thorax surtout a subi un arrêt de développement dans son diamètre antéro-postérieur (qui doit s'accroître plus vite que le diamètre vertical); le cœur, gêné dans ses mouvements, et se contractant avec force contre la paroi qui le comprime, s'est hypertrophié. De là des palpitations, des syncopes, un pouls bondissant et accéléré, et de la dyspnée au moindre trouble de circulation. C'est ce que le professeur G. Sée a décrit sous le nom d'hypertrophie de croissance. Les os, les muscles, le système nerveux, etc., etc., peuvent ressentir les effets d'une croissance hâtive et présenter des lésions de même nature, accompagnées quelquefois d'une fièvre violente comme le démontre une observation du Dr Bouilly. Aussi est-il nécessaire de mettre les enfants au repos d'abord et ensuite dans les conditions hygiéniques les plus favorables. Nous avons observé à Salies plusieurs cas de ce genre :

Obs. — Grand garçon de 14 ans, pâle, mince, intelligent, très travailleur.

Depuis l'âge de 12 ans (1) il a grandi beaucoup, d'un centimètre par mois, et actuellement encore de plus d'un demi centimètre. Il n'a pas de fièvre, mais il a des douleurs diaépiphysaires. Les os sont bien conformés; chez ce malade pas de tissu adypeux et peu de tissu musculaire. Le cœur est gros, allongé; la pointe est très abaissée. Cœur hypertrophié, thorax étroit.

Palpitations. Douleurs dans la continuité des membres. Céphalalgie fronto-occipitale assez fréquente. Après vingt-sept bains ces phénomènes ont notablement diminué. Chez ce jeune homme revu plusieurs fois depuis sa première saison tous les accidents de croissance ont disparu.

Obs. — Chez un autre jeune homme de 18 ans, même amélioration; de plus, les éléments du sang ont suivi une progression évidente. (Voir l'obs. II dans le tableau ci-dessus indiqué.)

Ces faits sont d'ailleurs assez connus pour qu'il soit utile d'y insister davantage.

4° Chlorose

S'il y a eu un temps où les saignées étaient indiquées, l'époque actuelle se distingue au contraire par l'absence

(1) D'après Quetelet, la croissance doit se faire ainsi :

1re année	20 centim.	par an.
2e —	10 —	—
3e —	6 — 5	—
De 4 à 16 ans	5 — 5	par an.
— 16 à 17 —	4 —	—
— 17 à 20 —	2 —	—
— 20 à 25 —	indéterminé	

de pléthoriques et par le nombre considérable des malades anémiques. Et cependant l'on ne dira pas de ces malades que ce sont des chlorotiques; il y a une distinction essentielle à établir entre les deux états morbides, anémie et chlorose, et Trousseau[1], en tête de sa leçon, a pris le soin d'écrire : de la vraie chlorose, et des fausses chloroses. En effet, s'il y a de l'anémie dans la chlorose, tous les anémiques ne sont pas chlorotiques et la chlorose est une entité morbide bien distincte de l'anémie vraie. Ses symptômes, sa marche, sa durée, ses récidives presque constantes lui donnent un caractère spécial, que toutes les théories pathogéniques (maladie nerveuse, maladie de menstruation, maladie du sang, maladie d'évolution, altération cardio-vasculaire) ont essayé d'expliquer, avec plus ou moins de succès. Ce qui paraît le mieux démontré, surtout par les recherches de mon maître M. Quinquaud[2], c'est que le globule rouge du sang a perdu son poids spécifique, son pouvoir émissif pour l'acide carbonique, et son pouvoir absorbant pour l'oxygène. La chlorose est une maladie du globule même, il peut y avoir diminution dans la quantité des globules, mais le globule lui-même est chlorotique.

On a l'occasion fréquente à Salies d'observer cette maladie. L'observation suivante sera suffisamment démonstrative; au point de vue des résultats qu'on peut obtenir :

Obs. — Il s'agit d'une jeune fille de 17 ans environ, présentant tous les attributs de la chloro-anémie.

Teint jaune verdâtre, avec bouffissure de la face et des extrémités inférieures; d'une faiblesse extrême qui l'empêchait de se mouvoir, de marcher et de suivre la moindre conversa-

(1) Trousseau, *Clinique Méd.*, Hôtel-Dieu.
(2) Quinquaud, *Chimie biologique.*

tion ; cette personne présentait cependant une force musculaire très suffisante et n'avait aucun signe d'émaciation. Souffle au cœur et dans les vaisseaux ; rien d'anormal du côté de l'appareil pleuro-pulmonaire ; menstruation irrégulière.

Appétit nul, constipation opiniâtre. L'examen des matières poursuivi pendant près de deux mois, n'a révélé aucune trace de sang pouvant provenir de l'intestin. Des vomissements fréquents n'étaient composés que de mucus sans la moindre trace de liquide sanguin pouvant être l'indice d'ulcération stomacale.

Du côté des organes des sens, fatigue oculaire, mouches volantes, sifflements dans les oreilles. Céphalalgie violente empêchant souvent la malade de se lever du lit ou de se livrer au moindre travail.

La corrélation qui existe entre le nombre des pulsations et l'élévation de la température avait perdu leur caractère habituel : à une température axillaire normale de 36°5 à 37° correspondait un nombre de pulsations assez élevé, 96 à 112.

De plus, le pouls était petit et serré. — La malade se plaignait d'une sensation de chaleur intérieure fort pénible et difficilement appréciable car la surface cutanée était froide au toucher, la température axillaire était de 36°,6 et la température centrale ne dépassait pas 37°,5. Il n'y avait donc là que des phénomènes purement nerveux et n'ayant aucun rapport avec des faits de chlorose fébrile rapportés dans la thèse de Moutaz (1).

Un des effets du traitement a été de rétablir le rapport qui devait exister entre ces divers phénomènes du pouls et de la température. Cette dernière est restée la même, mais le pouls s'est abaissé progressivement à 84^{m} 102^{s}, 98^{m} 112^{s}, 82^{m} 104^{s}, 82^{m} 100^{s}, 78^{m} 89^{s}, 76^{m} 87^{s}, 75^{m} 86^{s}, en même temps qu'il prenait plus d'amplitude.

L'examen du sang au point de vue de la quantité d'oxyhémoglobine et de la numération des globules a été très intéressant. On trouvera ces résultats indiqués dans le tableau ci-dessous ; avec la réparation progressive des éléments du sang, se trouve notée la disparition successive des symptômes morbides signalés plus haut, et les modifications dans les

---

(1) Moutaz, chlorose fébrile, Paris.

phénomènes du pouls et de la température. Le traitement balnéaire a été composé de cinquante-quatre bains et quelques douches, pris dans un intervalle de plus de deuxmois et coupé par des repos plus ou moins prolongés. L'état de cette malade est resté le même depuis sa cure.

TRAITEMENT	Examen du Sang		Température			POULS		SYMPTOMES
	Oxyhémoglobine	Globules	Axillaire Matin	Axillaire Soir	Centrale du Soir	Matin	Soir	
								Beaucoup de globules
1er bain	4 0/0	2.000.000						rouges, petits, de toutes formes, sans coloration.
14e bain	5 0/0	2.150.000						A jeun quelques-uns de grosseur
21e bain	5 0/0	3.650.000						normale.
28e bain	5,5	3.900.000		37,1			112	
29e bain			36,2	36,7	36,8		90	Va aux bains à pied.
Repos			36,6	36,9	37	84	102	
Repos	6 0/0	5.150.000 5.120.000	36,5	57	57	86	110	Bouffissure disparaît.
Repos	5,5 0/0	4.060.000	37	57	57,5	90	106	
			»	»	»		104	
			»	37,3	37,5	98	114	
			36,9	36,9	37,5	90	114	
30e bain	5,5 0/0	3.440.000	36,7	36,7	37,1	94	112	
31e bain			36,7	37	37,3	98	112	Facies plus coloré,
32e bain			36,6	36,7	37	98	104	céphalalgie disparaît,
33e bain			36,3	36,7	37	85	104	forces reviennent, appétit meilleur,
34e bain	6,5 0/0	4.810.000 4.970.000	36,4	36,5	37	85	100	digestions, selles plus faciles.
35e bain			36,5	36,5	37	85	102	
36e bain			36,5	37	37,4	90	104	Globules rouges plus
37e bain	6,5 0/0	4.730.000	36,5	36,8	37	92	110	gros, mieux formés.
38e bain		4.740.000	36,4	36,5	37	76	104	Pas de globules bl. en excès.
39e bain	6,5 0/0	3.980.000	36,1	36,4	36,9	80	104	
40e bain			36,3	36,4	36,9	82	104	
41e bain			36,3	36,4	36,9	89	106	
42e bain			36,4	36,4	37,2	84	104	
43e bain			36,3	36,3	36,9	81	95	
44e bain			36,4	36,3	36,9	79	98	
45e bain			36,4	36,1	37	85	102	
46e bain			36,5	36,4	37,1	79	112	
47e bain	6 0/0	4.620.000	36,1	36,8	37,1	85	110	
Repos			36,1	36,6	36,9	85	102	
Repos			36,1	36,6	36,6	75	102	
Repos	7,5 à 8 0/0	4.980.000	36,1	36,7	37	84	102	Globules beaucoup
Repos			36,1	37	37,2	72	102	plus gros, plus fon-
Repos			36,1	36,9	37,2	70	100	cés.
48e bain	7,5 0/0	4.920.000	36,1	36,9	37,2	72	102	Très bon état général.
49e bain			36,1	36,9	37,2	70	100	
50e bain			36,1	36,9	37,2	79	96	Globules rouges plus
51e bain			36,1	36,9	37	80	96	volumineux.
52e bain			36,3	36,5	36,9	72	89	
53e bain			36,3	36,1	35,9	67	95	
54e bain			36,3	36,3	36,9	76	87	
	7,5	5.340.000	36,3	36,4	36,9	75	86	
Un mois après le traitement	9 0/0	6.340.000	»	»	»	84	»	Etat général très bon.

5° Purpura hémorragique.

Voici un cas de cette maladie que l'on peut observer de temps en temps à Salies dans la population indigène du pays. — Il s'agit d'une petite fille âgée de 7 ans qui a présenté tous les signes de cette affection.

De bonne constitution, n'ayant pas eu d'affection antérieure autre que la rougeole, elle avait eu plusieurs jours auparavant quelques symptômes de malaise général, de fièvre, inappétence, lorsqu'elle fut prise d'un saignement de nez qui devint bientôt grave par sa persistance et l'inefficacité de la thérapeutique.

La peau de la petite malade était sèche et chaude, offrant environ 38°,5 à 39° de température. Sur les jambes, sur les bras et sur la poitrine, de petites taches rouges triangulaires, à angles arrondis, ne s'effaçant pas par la pression du doigt, suffisamment abondantes, surtout à la face interne des membres pour permettre de faire le diagnostic.

Pas d'autres phénomènes à signaler, si ce n'est un pouls mou, dépressible, irrégulier et fréquent.

L'épistaxis était le phénomène dominant, cessant à droite pour reprendre à gauche, sans que le tamponnement, le perchlorure de fer, l'ergot de seigle, l'ergotine, la glace, ni l'eau chaude, aient paru avoir la moindre influence sur cet écoulement sanguin. Au bout de peu de jours cette hémorragie incoercible avait fini par mettre l'enfant à la dernière extrémité; le sang, qui avait perdu toute sa plasticité n'était plus qu'une eau rousse, et la bouffissure de la face était telle que l'enfant pouvait à peine ouvrir les yeux. Un bain salé d'eau de Salies, porté progressivement à la température de 38°, 39° et 40° eut une influence immédiate. L'épistaxis fut arrêtée net, et au bout de huit bains l'enfant était complètement guérie.

Lymphatisme et Tuberculose

I. INDICATIONS THÉORIQUES

Lymphatisme et Tuberculose

1° — Indications pathogéniques

Notre rôle n'est pas de faire dans ces quelques pages un exposé doctrinal des différentes théories qui ont été émises sur la nature et les rapports du lymphatisme, de la scrofule et de la tuberculose. Cette question est née avec la médecine même, et si on peut espérer une solution définitive, cette solution est encore à trouver. Mais ce problème a subi depuis quelque temps une évolution si rapide, il a fait de tels progrès qu'il n'est pas indifférent de retracer rapidement ici les principales étapes du chemin parcouru dans ces dernières années. Les difficultés de ce problème pathologique ont de tout temps passionné les esprits, donné naissance à de nombreux travaux. Les recherches et même les erreurs de nos devanciers ont préparé la voie de la médecine contemporaine; mais nous pouvons dire, avec notre maître M. Quinquaud (1), que les découvertes modernes présentent un cachet d'exactitude que l'on ne retrouve à aucune autre époque.

Au congrès de la tuberculose, tenu à Paris le 25 juillet 1888, et dû à l'initiative du Professeur Verneuil, M. Chauveau rappelant les luttes qui ont suivi la démonstration de l'inoculabilité de la tuberculose, faite par Villemin en 1865, a ajouté: « Honneur à Villemin, qui a été le « promoteur infatigable de cette victorieuse campagne ! « Oui, honneur et gloire à lui, car le mérite des initiateurs

(1) *Rapports de la scrofule et de la phtisie, pulmonaire* thèse agrégation, 1883.

« ne saurait jamais être trop hautement proclamé ». Et plus loin à propos des travaux de Toussaint sur l'agent de contagion de la tuberculose, et sur les travaux de Koch: « C'est sous le nom de bacille de Koch que, par un « consensus aussi unanime qu'inconscient, nous nous « plaisons tous à désigner l'agent infectieux de la tuber- « culose. Petite attention envers un grand mérite « Oui, sans doute, petite attention, nous aimerions « pourtant à en voir généraliser la pratique. Par exem- « ple, ne devrait-il pas être universellement appelé le « bacille de Davaine, cet agent infectieux du charbon, le « premier microbe virulent qui ait été signalé, décrit, fi- « guré sous le nom de bactéridie du sang de rate? C'est cette « découverte qui marque le début de la période si féconde « que nous traversons aujourd'hui. A une telle œuvre « si absolument originale, point de départ de la marche « en avant de la microbiologie infectieuse, s'attache un « glorieux honneur. Ne le marchandons pas à celui qui « a le droit de le revendiquer. »

Et en effet la démonstration d'un agent infectieux présidant à l'éclosion de la tuberculose, amenait une révolution complète dans toutes les idées émises sur la nature du lymphatisme et de la scrofule. Et la médecine entrait dans une voie, pressentie déjà, il est vrai, mais absolument nouvelle. Dailleurs, pour faire mieux saisir l'évolution des idées et la valeur des progrès accomplis depuis les expériences de Villemin, et surtout depuis la découverte du microbe de la tuberculose, il nous suffira de rapprocher l'un de l'autre quelques-uns des travaux publiés sur cette question.

Dans ses leçons mémorables (1), Bazin ne donne aucune définition de la scrofule, mais indique seulement

---

(1) Bazin, Leçon sur la scrofule, 1861.

ce que l'on doit entendre sous le nom de maladies constitutionnelles, parmi lesquelles il range la scrofule. Il la distingue de la tuberculose, qui a pour caractère d'être une diathèse à produit toujours identique et débutant en général par le poumon. Comme pour la syphilis, il classe les accidents de la scrofule en périodes :

La première comprend : les scrofulides cutanées bénignes, les érythèmes boutonneux exsudatifs.

2° La deuxième les scrofulides cutanées malignes, le lupus, les scrofulides ulcéro-crustacées, les scrofulides des membranes muqueuses, les écrouelles.

Dans la troisième, il place la tumeur blanche, les lésions osseuses.

La quatrième renferme la scrofule testiculaire génito-urinaire, mammaire, cérébrale, la phtisie bronchique et pulmonaire ». Cette dernière classification était fondée tout entière sur la nosologie, le cadre de la scrofule était large et les manifestations de cette maladie fort nombreuses.

Les progrès des études anatomo-pathologiques et en particulier les recherches sur la tuberculose, vinrent modifier ces idées. Vingt ans plus tard, en 1880-81, le Professeur Grancher présentant à la Société médicale des hôpitaux de Paris, son article « Scrofule » du *Dictionnaire encyclopédique*, attirait sur cette question l'attention de la Société.

L'auteur cherchait à distinguer quel était le domaine de la scrofule et quel était celui de la tuberculose ? « Ces deux états diathésiques sont-ils voisins ? Sont-ils « frères ? Sont-ils différents ? Doivent-ils être confondus ?... « Après avoir passé en revue l'évolution régulière, lente « et complète du tubercule, n'y a t-il pas lieu de croire « que si l'évolution du tubercule s'arrête aux stades « inférieurs et si elle rétrograde le mot de scrofule con- « vient à merveille pour désigner la diathèse et la

« maladie, et le mot de scrofulisme pour caractériser les « produits anatomiques; il ne s'agit pas de diviser l'espèce « tubercule en deux espèces différentes, mais en deux « variétés : l'une, bénigne, presque toujours curable et « locale; l'autre, grave, difficilement curable et tendant « à ce généraliser (1).

Mais déjà la pathologie expérimentale était en faveur, et M. Villemin avait sur ce terrain défendu le premier la théorie de Laënnec sur l'unité de la tuberculose. Rappelant les travaux de Friedlander, de Brissaud et Josias, sur les tuberculoses locales; de Reclus, sur les tubercules du testicule; de Lannelongue, sur les abcès froids, etc., et aussi les expériences de Kiener et de H. Martin, sur les inoculations en série et les pseudo-tuberculoses. M. Villemin, lors de la discussion de la Société médicale des hôpitaux, rappelle que les tumeurs blanches, les abcès froids, les ostéites chroniques, les adénites strumeuses décrites comme affections scrofuleuses doivent être considérées comme tuberculeuses, puisque leur inoculation reproduit le tubercule. Il en résulte que la scrofule disparaît comme maladie et qu'il reste le scrofulisme, c'est-à-dire un lymphatisme très prononcé. M. Villemin comprend ainsi une sorte de suractivité morbide du système végétatif qui est au tissu conjonctif ce que le nervosisme est au tissu nerveux.

Pour le Professeur Bouchard, toute lésion où il y a du tubercule, si petit qu'il soit, doit être rayée du cadre de la scrofule, et il restera à la scrofule ce qui n'appartient pas à la tuberculose; elle perdra le tubercule pour garder de la scrofule... tout; les conjonctivites tenaces et à répétition, les érosions faciles des narines, les manifestations paroxystiques sur la peau et les muqueuses, les éruptions exanthématiques éphémères, tous ces mille indices

(1) Société médicale des hôpitaux, 1880-1881.

par lesquels la scrofule se reconnaît si bien, que personne ne s'y trompe.

Le Professeur Damaschino et notre maître M. Rendu s'appuyant sur la pathologie expérimentale proclament la nature parasitaire de la tuberculose en lui opposant la nature héréditaire de la scrofule.

Il est intéressant de rappeler ici les conclusions de M. Rendu, qui offrent une netteté et une largeur de vue remarquables pour l'époque où elles ont été émises : « La scrofule est une véritable diathèse caractérisée par une série de manifestations variables auxquelles elle imprime une physionomie spéciale : les caractères dominants de ces lésions sont l'indolence et la torpidité.

« La tuberculose, au contraire, n'est pas une diathèse; elle se présente avec les allures des maladies parasitaires, toujours prête à éclore dès que l'organisme vient à être débilité.

« Les relations de la scrofule et du tubercule ne sont autre chose que celles dn germe et du terrain. La scrofule est le terrain, le tubercule le germe parasitaire d'autant plus envahissant que le fond organique est plus stérile. »

MM. Kiener, Féréol et Vidal admettent qu'un certain nombre d'affections scrofuleuses appartiennent à la tuberculose : le lupus, toutefois, n'offre pas de caractères suffisants pour permettre encore de le considérer comme affection tuberculeuse.

Il ressort de cette mémorable discussion de la Société médicale des hôpitaux que le cadre de la tuberculose s'était agrandi aux dépens de la scrofule et avait fait rentrer dans son sein tout le groupe des tuberculoses locales. L'anatomie pathologique cédait le pas à la pathologie expérimentale, et on commençait à soupçonner déjà la nature parasitaire du follicule tuberculeux, sur la structure duquel on avait discuté tant d'années.

Et en effet, en 1877, Klebs avait déjà tenté d'isoler ce parasite et de l'inoculer. En 1880, Max Schuller et Reinstadler avaient cultivé, dessiné un micrococcus sous forme de groupes spongieux. En 1881, Toussaint avait également fait ces inoculations, mais ces tentatives étaient restées infructueuses et n'avaient pas entraîné la conviction générale.

C'est en avril 1882 que Koch, dans un long mémoire, décrit le bacille tuberculeux qu'il a trouvé dans un grand nombre de lésions tuberculeuses et scrofuleuses. Ce bacille se colore par le violet de méthyle. Il se rencontre surtout dans les points où le processus tuberculeux débute. Il le cultive par la méthode de Pasteur modifiée ; le liquide est inoculé et l'inoculation est toujours suivie d'une tuberculose locale ou généralisée.

Dès lors, toutes les recherches se firent dans ce sens; et en 1883, notre excellent maître M. Quinquaud résumait ainsi dans sa thèse d'agrégation l'état de la question :

1° Certaines lésions dites scrofuleuses ne sont le plus souvent que des tuberculoses localisées.

2° L'écrouelle est fréquemment tuberculeuse sans être scrofuleuse; dans certains cas elle est syphilitique acquise ou héréditaire ; la scrofule des soldats, des prisonniers, des vieillards n'est parfois que de la tuberculose.

3° Un grand nombre d'affections, dites scrofuleuses, qui font partie du groupe des affections périostiques osseuses et articulaires (tumeurs blanches), primitives ou secondaires, dépendent de la tuberculose isolée de la scrofule ou associée à la scrofule ; parmi celles qui ne sont pas tuberculeuses, il y en a de syphilitiques qu'il faut éliminer de la scrofule vraie.

3° En ce qui concerne le lupus, le problème n'est pas résolu, mais on pourra en trouver la solution ; on ignore encore si le lupus est ou n'est pas de nature tuberculeuse; ni la clinique, ni les critériums anatomo-pathologique, microbique et expérimental n'ont apporté de raisons définitives.

5° La clinique enseigne qu'il existe, à côté des angines scrofuleuses, des angines tuberculeuses qui en diffèrent par la marche et les symptômes; mais il est certain qu'un groupe de ces angines, dites scrofulides graves ulcéreuses, se rattache à la syphilis acquise ou héréditaire; pour les autres, ni l'anatomie pathologique, ni l'expérimentation n'ont dit leur dernier mot.

6° Le facies scrofuleux lui-même n'appartient pas en propre à la scrofule, il se rencontre également chez les syphilitiques héréditaires; mais, chez les vrais scrofuleux, il est important de noter qu'il existe une *pléthore protoplasmique viscérale*, et qu'il y a une *désharmonie* entre le nombre des globules du sang et l'hémoglobine.

Ces conclusions ont été répétées par Hanot dans son article « Tuberculose » du *Dictionnaire*, en 1884. Et en effet, c'est dans cette voie nouvelle que se lancent tous les observateurs, médecins, chirurgiens ou expérimentateurs. H. Martin avait montré par les inoculations en série, que le follicule tuberculeux était insuffisant pour caractériser la lésion anatomique de la tuberculose, et ces expériences pouvaient déjà faire prévoir que l'agent infectieux de la tuberculose agissait comme une sorte de corps étranger, développant autour de lui une sorte de nodule inflammatoire. Koch ayant découvert le bacille « cause de tout le mal », on pouvait se croire en possession d'un critérium certain. La nosologie, l'anatomie pathologique, l'expérimentation et la microbiologie se trouvaient d'accord, et l'on tenait enfin la délimitation exacte des rapports entre la scrofule et la tuberculose. Malheureusement il n'en fut pas ainsi, et les espérances conçues tout d'abord ne furent pas complètement réalisées.

En 1882, Cornil et Babès montraient qu'on ne trouve pas habituellement de bacilles dans la tuberculose de la peau. Schlegtendal dans de nombreux cas de tuberculose avec suppuration ne rencontre pas de bacilles dans le pus, d'où il résulte que l'examen du pus ne peut être utilisé comme diagnostic. Hugueny conclut de ses recherches que dans la phtisie tuberculeuse les bacilles peuvent manquer dans les préparations et quelquefois pendant plusieurs jours.

M. Letulle publie dans la *France médicale* de 1885 une note « à propos d'un abcès froid ossifluent scrofuleux non bacillaire et non inoculable », étudié avec le Dr Tillaux. Après avoir rappelé à ce propos les cas de ce genre où le bacille a fait défaut; l'observation des Drs Aguet et Cochez (thèse de Paris, 1884); les recherches de Cornil et Leloir, de Cornil et Babès; les inoculations négatives de Colas (Lille, 1881), notre excellent maître propose les conclusions suivantes :

1° L'absence de germes tuberculeux (bacillaires ou autres) n'est pas rare dans les lésions scrofulo-tuberculeuses.

2° Toute observation de lésion scrofulo-tuberculeuse négative (en ce qui concerne l'absence des micro-organismes tuberculeux et la non inoculabilité expérimentale) n'a qu'une valeur *relative* au point de vue de *la nature tuberculeuse ou non* de ses produits.

3° La non inoculabilité *actuelle* d'un produit scrofulo-tuberculeux ne permet pas de conclure positivement *au passé non tuberculeux* de la lésion.

4° Certains abcès froids *stérilisés* (ossifluents ou autres), certaines fistules *indifférentes* constituent, au point de vue de la théorie parasitaire, une série de lésions dignes d'observations nouvelles.

5° Il est bon de conserver en nosologie la scrofule, cette sœur aînée de la tuberculose, dont elle se distingue au nom de la clinique, de l'anatomie pathologique et de la pathologie expérimentale.

A côté des faits où la présence du bacille est indiscutable, vient se placer un grand nombre de cas où le microbe n'a pu être démontré malgré les recherches les plus minutieuses.

Suchardt et Fedort avaient insisté sur la nécessité de multiplier les préparations, le microbe étant quelquefois rare, petit, ou très difficile à trouver.

Dans trente à trente-six cas d'arthrites fongueuses types, Müller, de Göttinguen, n'avait pu retrouver l'agent spécifique. Babès, dans d'autres cas paraissant être de la tuberculose avérée, était arrivé au même résultat négatif.

En 1883, Malassez et Vignal (1) avaient de leur côté décrit au point de vue purement anatomique pathologique, une tuberculose spéciale, variété se présentant sous la forme de masses zoogléiques. Ces masses appartiennent bien à la tuberculose, car elles donnent lieu à la même réaction nodulaire des tissus ; elles peuvent être inoculées et reproduisent la tuberculose à bacilles. Aussi à côté du bacille de Koch, il existe une autre forme qui ne contient jamais de bacilles ; les masses sont difficiles à colorer, et assez difficiles à apercevoir pour souvent passer inaperçues ; l'expérimentation seule permet d'établir d'une façon constante la nature tuberculeuse d'un produit donné (2). Avec Ch. Nélaton, M. le Professeur Verneuil adoptant cette manière de voir, au congrès de la tuberculose formulait l'avis suivant, sous le

(1) *Archives de physiologie.*

(2) Ch. Nélaton. *Revue des sciences médicales*, Tuberculose chirurgicale, 1885, *passim.*

titre de : Diagnostic de la tuberculose expérimentale : « Ce diagnostic expérimental est très important pour « le praticien et est peut-être plus pratique que le dia- « gnostic histologique, consistant à rechercher le bacille « dans les produits scrofulo-tuberculeux. En outre, il « présente une certitude beaucoup plus grande. Il suffit, « pour faire ce diagnostic expérimental, de deux ou « trois cobayes et de quelques tubes Pasteur stérilisés. « On peut soi-même faire l'inoculation, qui est très « simple, et douze ou quinze jours après on sacrifie un « animal qui ne semble pas encore malade. Si les pro- « duits inoculés sont tuberculeux, le cobaye présente « une éruption confluente de tubercules dans le péritoine « sus-ombilical, le foie et la rate surtout. Très rapide- « ment on a la solution désirée. Je crois donc que cette « méthode de diagnostic entrera dans la pratiqueabso- « lument comme l'examen des urines. »

Ainsi c'est l'expérimentation créée par Villemin, régularisée, faite en série par H. Martin, qui nous a donné jusqu'aujourd'hui les meilleurs résultats. Les inoculations faites suivant cette méthode permettent de différencier les altérations voisines de la tuberculose, des produits de cette maladie, « car ces derniers seuls donnent la généralisation du tubercule et seuls peuvent être réinoculés à des séries d'animaux. » C'est donc l'expérimentation d'abord et la recherche du bacille qui ont été la base de toutes les études de ces dernières années. Par cette voie, H. Martin est arrivé à cette conclusion (congrès de la tuberculose, 1888) :

« Seules les manifestations scrofuleuses qui consti- « tuent la première classe des scrofulides de Bazin peu- « vent être laissées à cette diathèse.

« L'inoculation des produits scrofuleux osseux, articu- « laires, viscéraux, ainsi que celle des nodules cutanés « scrofuleux ou des fragments de peau atteints d'ulcéra-

« tions scrofuleuses, a toujours donné naissance à des tu-
« berculoses généralisées. Au contraire, l'inoculation de
« substances de scrofulides bénignes (croûtes, impétigo,
« eczémas, ganglions enflammés) n'a jamais été suivie de
« manifestations tuberculeuses. Ce dernier groupe se dé-
« veloppe chez les enfants lymphatiques issus de parents
« arthritiques. H. Martin propose de les désigners sous le
« nom d'arthritides héréditaires précoces, réservant le
« nom de scrofulides aux manifestations du second
« groupe. Selon lui l'expression de scrofule doit être con-
« servée en clinique, car elle comprend un ensemble de
« manifestations morbides sur lesquelles tout le monde
« s'entend, mais en nosologie ce terme doit disparaître
« pour être remplacé par celui de tuberculose. »

Le Professeur Grancher (1), dans deux séries d'inoculations intrapéritonéales, est arrivé au résultat suivant : Les inoculations de fragments de scrofulides graves ont toutes donné des résultats positifs ; les autres, faites avec des éléments de scrofulides bénignes (impétigo, adénite), ont donné, sur vingt-deux cas, vingt résultats négatifs. M. Grancher est porté à croire que les lésions cutanées des scrofulides bénignes servent seulement de porte d'entrée à la tuberculose.

Notre excellent maître et ami Letulle a donné en 1884 la relation de quatre faits de gommes scrofulo-tuberculeuses qui au point de vue anatomo-pathologique paraissaient dépourvues de bacilles et de zooglées visibles. Et cependant l'inoculation de ces produits a déterminé constamment chez les animaux la tuberculisation bacillaire. Mais celle-ci a toujours été très lente. La scrofule ne saurait être considérée comme une maladie absolument distincte de la tuberculose : elle en diffère par la rareté des bacilles, leur virulence moindre et

(1) *Union médicale*, 1884.

leur tendance à se localiser longtemps à la surface du corps.

Arloing, de son côté, a cherché à établir par des expériences le pronostic de certaines affections tuberculeuses ou scrofuleuses de l'homme. Voici les conclusions qu'il a énoncées au congrès de la tuberculose :

« 1° Pour les tuberculoses ganglionnaires suppurées, « j'inoculais le pus aux animaux (lapins et cobayes). « Dans d'autres cas, la suppuration ne s'étant pas pro- « duite, j'insinuais dans le péritoine de mes animaux « les fragments des tumeurs ganglionnaires enlevées par « les chirurgiens. Dans ces divers cas, tantôt je repro- « duisais de la tuberculose chez le cobaye et chez le « lapin; dans d'autres, le lapin résistait, ce qui indiquait « une virulence moindre du produit inoculé. Assez fré- « quemment, quand la virulence était reconnue forte « par la mort des cobayes et lapins inoculés, on obser- « vait des généralisations tuberculeuses chez les ma- « lades.

« Ces inoculations permettent d'établir non seulement « la nature tuberculeuse des lésions, mais encore de « prévoir leur gravité et les chances de généralisation.

« 2° Pour les tuberculoses locales, les résultats ont « été analogues. J'ai inoculé les produits provenant de « dix-sept opérations de M. Ollier; huit fois le lapin a « résisté, et dans ces cas les malades ont été étiquetés « scrofuleux. Parmi eux, quatre ont été perdus de vue, « probablement parce que l'opération avait été cura- « tive; deux allaient bien, deux avaient un résultat « douteux. Les neuf autres opérés ont infecté le lapin et « ont été considérés comme tuberculeux; deux sont « morts, quatre suppurent encore, un seul va mieux, « deux n'ont pas été suivis.

« 3° Pour les scrofulides cutanées, le lapin a toujours « résisté, même lorsque les malades étaient phtisiques.

« Les bacilles siégeant dans la peau sont donc peu infec-
« tants. »

M. Soles, de Bordeaux, est arrivé aux mêmes résultats et considère les inoculations sur le cobaye comme un réactif extrêmement sensible et rapide de la tuberculose humaine.

Dans une savante et brillante leçon publiée dans le *Bulletin médical*, 1888, le professeur Leloir, de Lille, étudie le lymphatisme et la scrofule au point de vue dermatologique et conclut en ces termes :

« La scrofule avait absorbé : les tuberculoses locales ;
« les syphilis héréditaires à manifestations tardives ;
« certaines syphilis anormales ; le lymphatisme.

« Nous rendons à César ce qui lui appartient et
« rayons les affections précédentes du cadre de la scro-
« fule. Mais alors, après toutes ces amputations succes-
« sives, que reste-t-il donc à la scrofule ? Rien. Il n'y a
« pas plus de tempérament scrofuleux qu'il n'y a de
« tempérament phtisique : on devient scrofuleux comme
« on devient phtisique, par inoculation.

« La scrofule était le résultat de nos connaissances
« insuffisantes, un mélange d'affections disparates. »

Mais, un peu plus loin, l'auteur ajoute : « La scrofule
« n'est qu'une variété de tuberculose. » C'est, il est vrai, une variété atténuée, comme tendraient à le prouver les expériences d'Arloing, citées plus haut.

2° Indications thérapeutiques.

Ces relations qui existent entre le lymphatisme, la scrofule et la tuberculose constituent une des plus grandes questions auxquelles se soit attaquée la médecine contemporaine, et on peut dire qu'à notre époque appartient le mérite d'avoir entièrement renouvelé l'intérêt de la question, en donnant à cet intéressant problème une formule toute nouvelle. Aux dissertations de nos prédécesseurs, la science actuelle oppose des faits précis, soumis à un contrôle absolu dans leurs moindres détails. Elle multiplie ses recherches et ses procédés d'investigation avec une ardeur incomparable, et la courte revue que je viens d'esquisser ne peut donner qu'une faible idée du labeur considérable employé à la solution de cette importante question.

Il n'y a pas là un intérêt seulement théorique, car la thérapeutique a ressenti les bons effets des idées nouvelles, et elle aussi est devenue scientifique. Aux médications empiriques a succédé un traitement raisonné et approprié à la nature même des éléments morbides à combattre. Et c'est là le côté de la question que nous allons maintenant étudier :

De toutes les idées émises sur la nature du lymphatisme, de la scrofule et de la tuberculose, de toutes les observations cliniques, des faits d'expérimentation ci-dessus énoncés, on peut actuellement tirer les conclusions suivantes :

Le lymphatisme est une forme spéciale de tempérament existant surtout chez les enfants avant quinze ans. Son principal inconvénient est de constituer un terrain favorable à l'introduction, au développement et à la généralisation des éléments parasitaires, bacille tuberculeux et autres. Ses portes d'entrée sont multiples : inhalations, irrigations, érosions cutanées ou muqueuses.

De tous les ennemis qui l'entourent, agents infectieux et parasitaires, l'individu lymphatique n'en a pas de plus dangereux à combattre que celui qui est constitué par le microbe de la tuberculose. Celui-ci affecte des apparences anatomiques variables, bacille de Koch, masses zoogloéiques de Malassez.

Il détermine, suivant les cas, des lésions anatomiques d'aspects variables. Au point de vue clinique, il peut amener des désordres peu graves et guérissables, si le microbe est doué d'une vitalité faible ou si l'organisme est suffisamment résistant pour soutenir la lutte (tuberculoses locales, scrofulisme, scrofuloïdes bénignes de Bazin); il peut, au contraire, amener des lésions mortelles (tuberculose généralisée, phtisie pulmonaire, etc.). Au point de vue thérapeutique, nous aurons donc à étudier :

1° Les médications qui s'adressent au lymphatisme, c'est-à-dire qui ont à fortifier l'organisme et le mettre en état de lutter contre les germes qui pourraient s'y développer;

2° Les médications qui s'adressent à l'agent infectieux lui-même et qui ont pour but de le détruire, ou au moins d'en atténuer la virulence.

Nous sommes ainsi amenés à étudier les moyens thérapeutiques qui ont été proposés dans ce double but. Nous n'avons pas à nous occuper ici du traitement de la tuberculose généralisée, ni de la phtisie pulmonaire. A cette dernière période, l'élément infectieux a envahi l'organisme et souvent a ruiné déjà les organes les plus essentiels à la vie de l'individu; l'organisme lutte encore, mais trop tard, et ses derniers efforts restent à peu près stériles. A cette heure, la thérapeutique ne peut plus être prophylactique, elle est quelquefois curative mais elle se borne souvent à être purement symptomatique et palliative.

C'est surtout avant les derniers stades de la maladie qu'il faut intervenir, car alors l'intervention peut être utile, et elle sera d'autant plus fructueuse pour le malade qu'elle sera à la fois plus judicieuse et suffisamment énergique. « Fait inattendu et consolant, dit

« M. Hanot (1), la médecine contemporaine en a appelé « de l'arrêt fatal prononcé sur les phtisiques de temps « immémorial ; le progrès est évident, il s'est manifesté « dans toutes les directions à la fois, en même temps « que nous avons appris à mieux connaître la lésion « anatomique qui caractérise la maladie, ses causes, son « étiologie ont été mieux établies, la prophylaxie est « devenue plus minutieuse et plus efficace. » Et, à ce propos, M. Hanot rappelle le mot du Professeur Peter : « C'est donc la façon dont l'homme se tuberculise qui « importe au médecin, au moins autant que le mode « anatomique suivant lequel cette tuberculose procède « ou évolue. » Toutes les fois que la nutrition est viciée, la tuberculose est possible. C'est à ces sources de pathologie et d'étiologie générales que la thérapeutique préventive ou curative puisera les meilleures indications.

La première des indications à remplir est celle de l'hygiène prophylactique et thérapeutique. Non seulement mettre l'individu malade dans les meilleures conditions d'aération, de lumière et de température, mais encore le mettre à l'abri de tous les germes qui peuvent l'envahir. Soigner les premières manifestations de la scrofule, qui sont comme les premières étapes de la maladie elle-même ; fermer toutes les portes d'entrée de la tuberculose ; reconstituer ainsi l'organisme et en même temps détruire les germes en purifiant les véhicules qui peuvent le faire pénétrer dans l'organisme. C'est dans cet ordre d'idées que le congrès de la tuberculose a demandé au gouvernement de faire publier les conclusions suivantes (2) :

1° Il y a eu lieu d'inscrire la tuberculose dans les lois

(1) *Dict. Jaccoud.* Art. *Pht. Pulm.*
(2) Congrès tuberculose 1888. Paris.

sanitaires de tous les pays du monde, parmi les maladies contagieuses nécessitant des mesures prophylactiques spéciales, tombant sous le coup des lois et règlements sur la police sanitaire des animaux ;

2° Il y a lieu de poursuivre, par tous les moyens possibles, y compris l'indemnisation des intéressés, l'application générale du principe de la saisie et de la destruction totales, pour toutes les viandes provenant d'animaux tuberculeux, quelle que soit la gravité des lésions spécifiques trouvées sur ces animaux ;

3° Il y a lieu de soumettre à une surveillance spéciale les vacheries consacrées à la production industrielle du lait destiné à être consommé en nature, pour s'assurer que les vaches ne sont pas atteintes de maladies contagieuses — la tuberculose entre autres — susceptibles de se communiquer à l'homme ;

4° Il y a lieu de rédiger des instructions simples, qu'on répandrait à profusion dans les villes et dans les campagnes, et dans lesquelles on indiquerait les moyens à employer pour se mettre à l'abri des dangers d'infection tuberculeuse par l'alimentation, particulièrement avec le lait, — et pour détruire les germes virulents contenus dans les crachats, linges, literie, etc., des tuberculeux ;

5° Il y a lieu de placer dans les attributions des conseils d'hygiène toutes les questions relatives aux maladies contagieuses des animaux domestiques, y compris celles qui ne semblent pas, quant à présent, transmissibles à l'homme : à la vaccine, la morve, la rage, le charbon, la tuberculose, peuvent en effet s'ajouter plus tard d'autres maladies infectieuses communes, exigeant une protection également commune ;

En résumé, hygiène prophylactique pratiquée en vue du malade même, en vue de tous ceux qui l'entourent, ce qui revient à dire : amélioration de l'organisme prédisposé à l'infection bacillaire; suppression de toutes les causes d'infection possible.

Dans un mémoire sur la nature et le traitement de la scrofule, d'après les recherches récentes sur les bacilles, Albrecht (*Arch. f. Kinderheilk*, 1883) arrive aux mêmes conclusions :

« On peut empêcher la scrofulose de s'emparer de l'organisme en quelques cas, en évitant certaines sources d'infection. Ainsi, les expériences sur les animaux démontrent qu'on peut transplanter par la vaccination le bacille; on doit donc être très circonspect dans la vaccination de bras à bras. »

Le lait de femme n'est pas toujours le meilleur aliment pour le nourrisson; il faut empêcher la mère scrofuleuse de nourrir son enfant. Le terrain scrofuleux existe, il faut empêcher la tuberculose d'en prendre possession; pour cela, il faut insister sur tous les moyens hygiéniques et conseiller des aliments riches en carbone et en azote.

« Aux individus menacés de tuberculose on conseil-
« lera la vie à la campagne, qui développe les forces
« physiques et diminue les chances de contagion. On en
« fera des paysans, selon le conseil du Professeur Peter.
« On préviendra les phlegmasies des organes, suivant le
« conseil de Cruveilhier. » Chez tout individu prédisposé par hérédité ou par réceptivité acquise, toute lésion inflammatoire, accidentelle et sans importance, peut devenir la porte d'entrée du germe infectieux. C'est un *locus minoris resistentiæ* par lequel il pénétrera dans l'organisme, pour l'envahir bientôt. Il faut prévenir les inflammations. « Sur ce point, dit le Professeur
« Jaccoud (1), les médecins sont aujourd'hui partagés en
« deux camps : les uns veulent arriver au but en sous-

(1) Jaccoud. *Pathologie interne*.

« trayant les individus prédisposés à toutes les influences « extérieures qui peuvent favoriser le développement « du mal, craignant à bon droit les bronchites et leurs « suites; ils se préoccupent avant tout d'en éloigner « l'occasion au moyen d'un confinement sévère et de « précautions minutieuses contre tout refroidissement; « les autres, à l'exemple de Graves, portant plus loin et « plusjuste leurs vues, veulent qu'on procède par endur- « cissement et qu'on mette la constitution en état de « résister aux impressions morbigènes et de triompher « facilement des indispositions des maladies provoquées « par le froid. Entre ces deux alternatives, le choix « ne saurait hésiter et la méthode d'endurcissement « mérite toute préférence. Les moyens sont plus aptes « à fortifier la constitution en assurant l'intégrité de la « nutrition générale et locale. Donc par le but qu'elle « poursuit, par les procédés qu'elle est obligée de mettre « en œuvre pour atteindre ce but, cette méthode répond « à l'indication causale issue de l'hypothèse constitution- « nelle. La deuxième méthode de protection arrive « fatalement à l'étiolement de l'individu, elle lui enlève « toute capacité de résistance aux impressions nocives; « par-là elle engendre, loin de la combattre, la débilité « constitutionnelle et elle peut ainsi créer de toutes « pièces, en dehors de toute prédisposition antérieure, « l'état d'opportunité pour le développement de la « phtisie. »

Au point de vue de la thérapeutique chirurgicale, les progrès se sont accentués dans la même direction et ont été bien indiqués par Ch. Nélaton dans sa thèse d'agrégation de 1883: 1° l'intervention chirurgicale doit favoriser la marche du processus s'il tend à la guérison; 2° se substituer à lui s'il est insuffisant où s'il fait défaut. Supprimer autant que possible le danger de la généralisation du tubercule.

Il faut intervenir promptement, énergiquement et aussi complètement que possible. Mais, en tout état de cause, le chirurgien n'aura détruit, lorsqu'il réussit dans son intervention, qu'une manifestation d'une diathèse générale, et cette dernière doit être opiniâtrement poursuivie par un traitement médical.

Au point de vue de la destruction de l'agent infectieux, on a proposé une foule d'agents thérapeutiques dont il serait trop long de donner la nomenclature. Les médications par la créosote (Legroux, Bouchard), l'iodoforme, les sels de cuivre, la térébenthine (Brémont), le phosphore et l'eau de mer (Calmette, Raimondi), l'acide fluorhydrique, etc., ont tous eu leur part de succès et de revers, sur lesquels je n'ai pas à insister davantage. Ce qu'il y a de certain, c'est que si la spécificité de la maladie est démontrée, le médicament spécifique est encore à trouver.

Quel que soit l'avenir réservé aux idées de la médecine contemporaine; quel que soit le sort futur du bacille de Koch, qu'il agisse par sa propre spécificité ou qu'il soit démontré un jour que les altérations chimiques des tissus de l'organisme doivent jouer un rôle prépondérant; en supposant même qu'il y ait sur le bacille une évolution de doctrines et d'idées analogues à celles qui se produisirent pour la cellule cancéreuse, il y a quelque cinquante ans, il n'en est pas moins vrai que la doctrine des maladies infectieuses et parasitaires a exercé une influence considérable sur la médecine et la thérapeutique de nos jours, et, on peut le dire, une influence favorable. A partir de ce moment, l'hygiène a pris une place qui tend à devenir-prépondérante; au lieu d'attendre qu'on en soit réduit à une thérapeutique palliative et symptomatique, et par-là même dépourvue de ressort, on tend à substituer l'emploi de méthodes prophylactiques pour l'individu comme pour l'espèce ayant par-là même une valeur curative bien supérieure. Toutes ces idées ont donc elles-mêmes une valeur incontestable et méritaient d'être répétées, pour dire le mot, vulgarisées.

3° Conclusions générales.

Ce rapide coup d'œil jeté en arrière, l'histoire rapidement examinée des principales phases de cette évolution scientifique nous semblent mieux faire comprendre les idées actuelles émises sur la nature du lymphatisme et de la tuberculose, et la valeur des indications thérapeutiques fournies par la médecine contemporaine. Comme on a déjà pu le pressentir, ces indications peuvent se résumer en ces termes :

Traitement prophylactique des enfants lymphatiques : Les placer dans un milieu sain et aéré, au grand air et à la grande lumière. ; ne pas traiter à la légère les manifestations, même les plus superficielles, de leur tempérament lymphatique, et corriger sans cesse les inconvénients de ce traitement ; cicatriser les érosions, serrer et tonifier ces tissus trop mous ; fermer les portes et les voies de communications aux germes infectieux qui tendent à pénétrer sans cesse. Si l'élément infectieux a déjà pris possession du terrain, si favorable à sa culture, chercher à le détruire et à circonscrire son action nocive en fortifiant le terrain et en employant les médications topiques qui paraissent le mieux enrayer l'existence et la prolifération de ces germes.

C'est dans le but de transformer le tempérament des lymphatiques, de leur donner les forces suffisantes pour lutter contre les germes infectieux, qu'on a préconisé, dans ces dernières années surtout, le séjour aux bords de la mer, qu'on a créé des hôpitaux maritimes, etc. Le rapport de M. Bergeron sur l'hôpital de

Berck-sur-Mer, 1866; le rapport du Dr Bourneville sur la création d'un Institut pour les enfants rachitiques, à l'instar de l'Institut de Milan; la fondation d'une Société, sous la présidence du professeur Trélat, pour la création d'hôpitaux maritimes, indiquent la tendance actuelle des esprits et aussi la nécessité de refaire une santé à toutes ces jeunes générations qui sont loin de présenter la vitalité qu'avaient leurs ancêtres. C'est en obéissant à ces mêmes principes et en présence des résultats incontestables d'une pratique qui date de trente ans, et qui grandit chaque jour, que tous nos maîtres de l'école actuelle, les professeurs Verneuil, Trélat, Lannelongue, les chirurgiens Labbé, Berger, Segond, Bouilly, Monod et tous leurs élèves préconisent l'emploi des eaux chlorurées sodiques de Salies-de-Béarn. Ces eaux, qui sont à la fois hémophiles, c'est-à-dire réparatrices des éléments du sang, toniques et astringentes pour les tissus trop mous et gorgés de lymphe, sédatives du système nerveux, résolutives pour les inflammations chroniques et antiseptiques pour les plaies superficielles ou profondes, constituent un médicament merveilleusement composé pour la cause du lymphatisme et de ses accidents et en même temps que le séjour dans cette atmosphère calme du Béarn assurent à ces malades sensibles, nerveux et délicats, l'air pur des montagnes et un climat suffisamment tempéré.

A côté de tant de travaux si divers, nous espérons qu'on ne nous trouvera pas trop osé de venir déposer notre modeste tribut. Dans un des coins de ce cadre si large qui embrasse cette grande question de la scrofule et de la tuberculose, nous allons essayer de placer les quelques faits qui nous paraissent démontrer les bienfaits de ce genre de thérapeutique et concourir utilement à l'œuvre entreprise pour l'extinction de cette maladie.

Pour les lecteurs, peu au courant des doctrines médicales, tous ces faits seront disparates au premier abord, parce que les lésions morbides paraissent affecter des localisations variables : c'est ainsi qu'on trouvera successivement exposées des maladies telles que des éruptions cutanées, des abcès froids, des maladies des os, des articulations, des ganglions, etc. Mais toutes ces affections ont un lieu commun, une comnunauté d'origine qui rend leur parenté très étroite. Elles évoluent toutes sur le même terrain, le lymphatisme, et dans un grand nombre d'entre elles les recherches modernes ont démontré l'existence de l'agent infectieux.

II. OBSERVATIONS CLINIQUES

LYMPHATISME

Les cas les plus simples que nous ayons à citer sont ceux de personnes présentant les attributs du tempérament lymphatique sans avoir souffert encore d'accidents morbides bien accusés. On peut les grouper en deux catégories, représentés par deux types bien différents : les lymphatiques mous, torpides ; les lymphatiques nerveux, irritatifs. « Dans la première forme, la tête est volumineuse, les traits sont grossiers, le nez et la lèvre supérieure sont tuméfiés, le menton est étalé et aplati, le ventre est saillant, le cou est gros, déformé par des saillies glandulaires, les tissus sont mous et comme spongieux. Dans la forme irritative, la peau est remarquablement blanche, elle rougit avec une extrême facilité ; elle est fine et laisse apercevoir les veinules qui serpentent dans le derme ; les joues, les lèvres sont rouge vif, les sclérotiques minces, bleuâtres, les conjonctives humides ; les muscles sont grêles et flasques, le poids du corps est petit eu égard au volume, ce qui tient à la faible pesanteur des os, les dents bleuâtres sont belles, brillantes, mais étroites et longues, les cheveux sont mous. »

Nous ajouterons à ce tableau quelques détails :

Les lymphatiques ont une sensibilité très spéciale de la peau : le moindre attouchement, une faible pression leur est douloureuse, comme s'il s'agissait d'une forte contusion. Outre la finesse de la peau et de son peu de résistance aux excoriations, il y a aussi une irritabilité particulière sur le caractère de laquelle nous aurons à revenir ultérieurement, car on lui a fait jouer un certain rôle pour expliquer l'action de l'eau froide ou des eaux salées sur les affections profondes de l'organisme. Cette constitution particulière de la peau, la dilatation exagérée des lymphatiques superficiels et profonds, la mollesse de leurs tissus gorgés de lymphe expliquent la facilité des érosions chez les lymphatiques, la prédominance des affections cutanées catarrhales chez ces individus et la facilité avec laquelle ils présentent des engorgements ganglionnaires. Cet état existe chez l'enfant et peut disparaître. S'il persiste, ce tempérament finit par devenir un état pathologique, et, comme le fait remarquer le Professeur Leloir, de Lille : « S'il « s'exagère encore, le tempérament lymphatique est « franchi, nous sommes en présence du lymphatisme « pathologique, du scrofulisme de M. Villemin. Ce n'est « plus à un tempérament, c'est à une maladie que nous « avons affaire (1). »

L'hypertrophie accompagnée d'œdème mou de la lèvre supérieure, un coryza chronique avec ulcérations et croûtes dans le nez, l'eczéma des narines, les affections superficielles de la cornée, des conjonctives, des paupières, les écoulements d'oreille, l'hypertrophie des amygdales et la tendance aux angines, et particulièrement à l'angine muriforme ; la tendance au refroidissement et à la cyanose des extrémités, aux engelures constituent quelques traits de cet état pathologique.

Chez le lymphatique il y a une diminution notable dans la réduction de l'oxyhémoglobine dans les tissus (2) et un ralentissement général de la nutrition. Pour le Professeur Bouchard (3), la constitution chimique du corps est modifiée, et comme conséquence la vitalité et

---

(1) Leloir. Leçon clinique. (Voir *Bulletin médical*, 1888.

(2) Voir *Anémies*, par le Dr Lejard, 1888.

(3) Bouchard. Maladies par ralentissement de nutrition, *passim*.

l'activité nutritive est altérée. Benecke affirme que dan la scrofule il y a défaut des phosphates terreux et de l graisse, excès des albuminoïdes. D'après le même auteu il y a altération du tissu osseux. Au lieu de 13,6 d'ea qu'il a trouvé à l'état normal dans le tissu osseu Benecke a trouvé 38,8 dans la tuberculose sans tube cule osseux, et 64,4 dans la scrofule sans lésion de l'c examiné.

Et il y aurait de même augmentation d'acide oxaliqu dans le sang, comme dans les urines. Enfin, Gréhant Quinquaud ont montré que la moindre résistance de lymphatiques tient à la diminution de la fonction resp ratoire et par suite à une oxygénation incomplète de éléments du sang et à des combustions moins actives.

Au point de vue thérapeutique, le Professeur Bo chard a appelé l'attention sur la nécessité d'une alime tation bien comprise pour cette catégorie de malades

« J'ai déjà dit que le rapport entre la matière azoté « et la matière ternaire doit être de 1 à 5. J'ai déjà ci « ce fait rapporté par Benecke où les pommes de ter « ayant atteint un prix trop élevé, on leur avait substitu « du riz. Ce qui avait fait passer le rapport à 1/7 « même à 1/8. Le résultat fut l'apparition d'une ep « démie de scrofule dans l'établissement en questio « Ce n'est pas toujours la famine, l'insuffisance absolu « des aliments qu'il faut invoquer pour expliquer ce « maladies : c'est souvent le défaut de rapport entre le « diverses parties de l'alimentation. »

Au dernier congrès de la tuberculose, cette questio a fait l'objet de communications importantes. MM. Le groux et Landouzy ont montré, au point de vue pra tique, toute l'importance de la question d'alimentatio chez les jeunes enfants, et de la nécessité de con trôler soigneusement tous les éléments de leur alime tation.

Les observations de lymphatisme abondent : nous en publierons seulement quelques-unes qui nous paraissent prouver en faveur du traitement de cet état par les eaux de Salies-de-Béarn.

Obs. I. — Tel est le cas de cette jeune fille âgée de 18 ans, grande, bien faite et ayant été dans son jeune âge d'une bonne santé; elle présente certains attributs du tempérament lymphatique; malgré son jeune âge, elle a déjà un collier œdémato-lymphatique sous-maxillaire, assez accentué, sans aucune hypertrophie ganglionnaire. Il est vrai que vers l'âge de 15 ans elle avait eu un peu d'adénite cervicale, mais dont il ne reste plus de trace.

Engelures aux pieds et aux mains. Acné punctata assez marquée autour de la racine du nez et de la bouche. Quelquefois poussées d'eczéma superficiel. La cornée de l'œil gauche présentait une tache très pâle, très superficielle, trace d'une kératite ancienne; la vision de l'œil gauche était un peu affaiblie. La menstruation était apparue à 15 ans, mais les règles étaient pâles, difficiles, survenant tous les quinze jours, toutes les trois semaines.

Tendance à la constipation.

Le traitement, qui s'est composé de vingt et un bains, et quelques douches générales et de douches nasales, a modifié complètement l'état de cette jeune fille. Le collier lymphatique a disparu complètement. L'acné du visage s'est modifiée, le teint est devenu claire et transparent et dans l'année qui suivit la cure, cette jeune fille n'a eu aucun des accidents antérieurement observés.

Obs. II. — Chez une autre personne de 15 ans, présentant elle aussi les attributs du lymphatisme, j'ai observé les mêmes résultats. Les règles, qui s'étaient établies à 13 ans, avaient d'abord été faciles et régulières jusqu'à 16 ans. Sous l'influence d'un changement d'existence (pension), les règles devinrent irrégulières, traînant une semaine entière, paraissant et disparaissant tour à tour. Pas de pertes blanches.

Rougeole à 11 ans; entérite pseudo-membraneuse; un p de blépharite ciliaire; angine granuleuse avec hypertropl des amygdales. Cette jeune fille présentait en outre de temps temps des accès de torticolis, avec douleur à la pression le lo du sterno-mastoïdien. La cause de ces accidents un peu dc loureux relevait d'une légère hypertrophie des ganglions ly phatiques du cou. En outre, sur la surface et dans le dos qu ques plaques d'eczéma lichenoïde, très peu apparentes.

Le médecin de la famille avait pensé que cette affe tion cutanée, et aussi l'existence d'une colite-pseud membraneuse pouvaient être une contre-indication l'emploi des bains salés. Mais en raison de son temp rament lymphatique, la malade a fait une saison court les accidents ganglionnaires et cutanés, très légers est vrai, ont complètement disparu, en même temps q l'état général subissait une amélioration parallèle.

Les deux observations suivantes, résumées, nous fo voir le lymphatisme chez des personnes plus âgées q les précédentes, et prenant une autre forme :

Obs. III. — Jeune femme de 34 ans, blanche, pâle, très ma festement lymphatique; anémiée et nerveuse; assez fail pour ne pouvoir s'habiller seule, ni marcher plus d'un qua d'heure. Aucun phénomène à signaler sauf une arthrag violente mais passagère au niveau de l'articulation métatar phalangienne du quatrième orteil; ni rougeur, ni gonflemer aucune gêne dans les mouvements. Menstruation toutes les tro semaines; règles pâles durant cinq jours, sans aucune doulei urines normales, sauf un léger excès d'acide urique; sel régulières; appétit capricieux et irrégulier; dilatation d'estoma gargouillement, clapotement stomacal; somnolence le jou insomnie la nuit.

Un des premiers effets de la balnéation a été de ramen le sommeil et de calmer l'agitation nerveuse de cette malad tout en remontant ses forces générales. Au bout de peu de jou elle put faire quelques promenades, et à la fin de la saison, malade pouvait satisfaire aux exigences de la vie ordinaire.

Autre forme :

Obs. IV. — Jeune femme lymphatique, avec propension à l'obésité. Croissance rapide avec tendance à la scoliose. Pertes blanches irrégulières, mais très fréquentes. Règles très irrégulières. Aménorrhée suivie de pertes abondantes avec caillots. Pesanteur dans le bas-ventre, au point de gêner la marche; pas de douleur ni vésicale, ni rénale. L'utérus est gros, col entrouvert, culs-de-sac du vagin sont effacés. En un mot, personne lymphatique obèse, avec engorgement lymphatique de l'utérus, endométrite déterminant un léger abaissement de cet organe.

Urines normales. Le sang est pâle et ne présente que 10 0/0 d'oxyhémoglobine.

En outre, cette personne avait eu antérieurement des accès de fièvre intermittente, qui avaient déterminé chez elle une légère hypertrophie de la rate. L'effet des eaux de Salies s'est fait sentir chez cette personne non pas pendant le traitement, mais quelque temps après : « La pesanteur que cette malade éprouvait en « marchant disparut progressivement, et un mois après « sa cure, la malade put reprendre sa vie active et « marcher sans éprouver aucune sensation doulou- « reuse. »

On pourrait, à Salies, citer des cas analogues à ceux qui précèdent, et très nombreux; mais il suffit d'indiquer seulement les principaux types de malades (lymphatiques mous ou lymphatiques nerveux) qui, sans affection locale prédominante, peuvent trouver à Salies une notable amélioration dans leur état général, et par suite un soulagement à leurs misères.

DES ADÉNITES

On observe à Salies de nombreux malades atteints de cette affection tenace et menaçante. Tantôt simple, localisée à une glande, ou à un petit groupe de glandes, l'inflammation s'accuse par un léger gonflement de la région, un peu de déformation dans l'aspect normal, de la sensibilité et de la gêne dans la contraction des muscles voisins. En passant légèrement la main on sent quelques petites *boules* roulant facilement sous le doigt, plus ou moins dures, isolées, d'abord douloureuses à la pression. Ces boules restent isolées quelque temps, puis elles se réunissent par l'intermédiaire de leurs vaisseaux lymphatiques qui s'enflamment et se gonflent; le tissu cellulaire voisin se prend à son tour, et une petite adénite simple mono-ganglionnaire devient le point de départ d'une adénite généralisée ou d'un adénophlegmon de toute la région.

Le Dr Legroux (1), de Paris, a indiqué l'importance que ces adénites peuvent quelquefois avoir dans l'enfance. « Chez certains enfants on trouve une hypertrophie modérée des ganglions lymphatiques. Cette manifestation a une importance considérable car elle permet de prévoir longtemps à l'avance l'éclosion des accidents mortels de la tuberculose et doit faire instituer immédiatement un traitement approprié pour leur éviter le développement de la phtisie pulmonaire.

« Les ganglions malades siègent en particulier au cou et sont attribués au travail de la dentition et au lymphatisme. Ils sont mobiles et indolores et peuvent être

(1) Voir Congrès de la tuberculose, 1888.

rapprochés des ganglions constituant la pléiade de Fracastor. On les rencontre encore dans tous les carrefours lymphatiques (aîne, aisselle, etc.). Ils peuvent disparaître chez l'adulte, mais fréquemment d'autres accidents graves se manifestent à leur suite. On les retrouve à coup sûr chez tout enfant présentant des altérations tuberculeuses.

« Quand un enfant porteur de cette polyadénite vient à mourir de rougeole, par exemple, il n'est pas rare de trouver en outre des ganglions trachéobronchiques caséeux ou des pleurites ou péritonites tuberculeuses latentes.

« En cas d'accidents faisant penser à la méningite, la polyadénite permet d'affirmer la tuberculose méningée. Un enfant ayant un embonpoint tel qu'il eut le second prix dans un concours de bébés en mai 1886, présentait cette micropolyadénopathie; il est mort de tuberculose méningée à 2 ans et neuf mois. »

Si la cause est simple, passagère, si le malade est solide de tempérament, avec des soins l'adénite guérit et s'efface. Si le malade est surmené, fatigué par une longue maladie, ou bien encore si la cause de la maladie persiste, l'adénite persiste, s'indure et passe à l'état chronique, en même temps que le premier foyer devient le centre d'infection et le point de départ de foyers nouveaux. Si le tempérament du sujet est lymphatique, il y a de fortes chances pour que le ganglion malade persiste sans aucune tendance à la guérison ou bien la suppuration s'établit, et, n'ayant pas plus de raison de guérir que l'adénite simple n'en avait tout à l'heure, elle reste permanente avec toutes ses complications, décollements, fistules, etc.

Telle est, sous une forme générale, la marche de ces affections. Quand la cause de l'adénite est simple passagère, quand le tempérament du malade est solide et possède une certaine vigueur de réaction, l'adénite guérit, et il suffit d'une intervention médicale intelligente pour ramener la santé. Mais, dans les autres cas, il n'en est plus ainsi : chez les personnes surmenées, affaiblies par le travail, par une maladie longue ou débilitante, par la misère morale ou physiologique, ou chez les lymphatiques, etc., la thérapeutique n'a plus la même action; alors on commence l'interminable série des préparations pharmaceutiques usitées en pareil cas : l'iode, le sodium, l'arsenic, le phosphore, etc., les balnéations de tout genre. Toutes ont une valeur incontestable, mais ne donnent souvent que des résultats relatifs et des succès bien divers.

A côté du traitement médical, on a préconisé le traitement chirurgical : Le Dr Duret, de Lille, préconise l'incision avec l'ignipuncture, l'évidement, etc. En 1884, la question de l'opportunité de l'extirpation ganglionnaire a été l'objet d'une longue discussion à la Société de chirurgie. A propos d'une observation de Poulet, le professeur Chauvel s'était prononcé catégoriquement contre l'intervention opératoire, se basant sur ce fait que l'hygiène et le traitement général ont sur la marche de ces lésions une influence considérable. M. Desprès est adversaire de l'extirpation. M. Richelot se fait le défenseur des injections interstitielles de teinture d'iode. Le Dr Cazin, de Berck-sur-Mer, préconise le séjour à Berck-sur-Mer, associé à l'intervention chirurgicale, c'est-à-dire au raclage avec cautérisation.

Le Professeur Verneuil, en 1884, préconisait l'extirpation pure et simple. Depuis cette époque, et surtout depuis le très intéressant mémoire de son élève Verchère, sur le traitement des adénopathies cervicales, ce maître a

(1) *Revue d'Hayem*, t. XXV, année 1885, p. 713.

adopté, pour un bon nombre de cas, les injections interstitielles d'éther iodoformé.

Nous n'avons pas à faire ici ni l'éloge, ni la critique de ces divers traitements. Tous ont leur valeur; mais nous croyons pouvoir, sans témérité, mettre en parallèle avec eux les résultats produits par l'emploi des eaux de Salies.

Cet aperçu suffira pour faire comprendre la valeur de chacune des observations qui vont suivre : nous commencerons par les cas les plus simples, pour arriver aux plus complexes.

a). — Engorgement anglionnaires. — Adénite simple.

Obs. I. — Chez cette enfant, âgée de sept ans, on trouvait simplement une glande hypertrophiée, grosse comme une petite noix, au-dessus de la fourchette du sternum. Cette enfant avait eu la coqueluche à 4 ans, une rougeole assez forte à 6 ans, ayant duré un mois, et suivie des oreillons. L'adénite prétrachéale apparut juste un mois après. Elle était composée d'un seul ganglion gros, mou et mobile, mais, il n'y avait pas la moindre adénite cervicale. En revanche, l'examen du thorax permettait d'observer de la submatité, de la résistance au doigt, avec inspiration saccadée, expiration courte et quelques râles muqueux au sommet gauche et en arrière; de plus de la submatité entre le bord de l'omoplate et la colonne vertébrale. Ce simple petit ganglion prétrachéal était donc en réalité *le seul ganglion témoin* d'une adénopathie trachéo-bronchique superficiel avec légère compression de la bronche gauche. Sauf un peu de délicatesse de constitution, un teint un peu fatigué, un peu de pâleur, quelques malaises et quelques étourdissements passagers, l'état général était bon, pas de fièvre, pas de sueur, pas de toux. Le traitement par l'huile de foie de morue avait produit peu de résultat.

Après un traitement à Salies composé de vingt-cinq bains avec douches, le ganglion prétrachéal disparut,

avec l'adénopathie thoracique, et, depuis, l'état génér
de l'enfant s'est maintenu excellent.

Obs. II. — Cette enfant est de tempérament mou et lym
phatique. Elle avait commencé à marcher à 14 mois. L'on
trouve pas de maladies dans son enfance ; pas de maux d'yeu
ni d'oreilles, pas de gourme.

A l'âge de 10 ans, en 1883, elle a eu une fièvre typhoï
qui a duré deux mois, mais dont elle ne s'est jamais remi
complètement, car elle avait toujours continué de tousse
pendant et après la convalescence de la fièvre typhoïde,
jusqu'en mai 1884, où on la soigne pour une toux ayant
caractère de la coqueluche.

La maladie actuelle paraît consécutive à la fièvre typhoïd
Car depuis cette maladie, la malade a toujours touss
et l'état pulmonaire a nécessité plusieurs vésicatoires.

En janvier, quintes de toux coqueluchoïdes qui ont du
cinq mois.

Au milieu de la convalescence, diminution de l'appét
fièvre, dépérissement général.

La malade ne tousse pas, mais dans le tiers moyen du po
mon gauche matité et souffle.

En mai 1884, bronchite fébrile avec quintes de toux i
tenses, fréquentes (coqueluche ?).

Matité, souffle et gros râles à gauche, quelques râles à droi
quintes, expectoration filante, puis purulente, stries de san
souffle amphorique limité à un petit espace.

Amélioration très lente en juillet et août 1884.

Alors apparaissent accidents strumeux, adénite cervic
suppurée.

Ostéo-arthrite du médius de la main et orteil gauches.

En juillet 1885, la malade va à Luchon ; elle tousse pe
râles et matité à un degré moindre ; état général se remon
sensiblement.

En 1886, première saison à Salies de vingt-cinq jours q
lui amène une amélioration notable.

Quelques bronchites en hiver, mais menstrues fortes q
affaiblissent la malade.

En 1887, elle vient à Salies faire une deuxième saison.

Pas de modification des vibrations thoraciques gauche
râles muqueux et frottements à la base, mais prédominance d

phénomènes d'auscultation un peu au-dessus de la base, au niveau de la plèvre interlobaire; adénopathie trachéo-bronchique gauche ; quelques râles muqueux au sommet, sans respiration, souffle ni matité.

Ostéo-arthrite du médius gauche et au médius du pied gauche; hémorragies utérines depuis trente-trois jours.

L'amélioration a été rapide, après cinq douches salées, chaudes; le murmure respiratoire est devenu plus ample au sommet gauche, les râles ont disparu et il n'est resté que quelques frottements développés seulement par la toux. La matité a disparu dans l'espace interclaviculaire. La malade monte beaucoup plus facilement les escaliers. Très bon état, collier lymphatique du cou a fondu.

Arès dix-neuf bains et neuf douches; on constata une légère submatité en dedans de l'omoplate à gauche, moindre que le premier jour. Ni frottements, ni râles; sauf après la toux provoquée, quelques gros râles en bouffées, existant autour des ganglions ou dans les grosses bronches. Les signes de pleu résie mediastine ou interlobaire ont disparu.

Au sommet, en arrière, respiration plus ample et plus pure ; en avant, toutefois inspiration, saccadée en deux temps, il n'y a ni matité, ni souffle, ni râles.

Bon état général ; dort bien, mange un peu moins depuis deux jours ; facies meilleur, sauf pommettes encore un peu veinées; repos complet, purgatif.

État excellent, après vingt-cinq bains et douches.

La malade retourne chez elle. Son médecin constate l'amélioration de l'état général et la disparition de tous les symptômes qui avaient amené la malade à Salies.

Un an après, l'état de santé est resté excellent, car la malade n'a éprouvé aucun phénomène morbide depuis l'année dernière.

L'influence du traitement de Salies a été aussi très remarquable, dans les trois observations suivantes, qui sont encore des faits d'adénites simples.

Obs. III. — Enfant présentant une excitabilité particulière, déformations rachitiques, chapelet de ganglions petits et durs cervicaux et trachéo-bronchiques ; a présenté des phénomène de broncho-pneumonie du sommet.

Après un traitement de trente bains, l'enfant est reparti trans formé. État général, sommeil, appétit excellents.

Obs. IV. — Autre malade qui m'était adressé avec la lettr suivante :

« Cet enfant m'a beaucoup inquiété l'année dernière, aprè « une période d'amaigrissement entrecoupée d'accès fébriles il « été pris de fièvre et s'est mis à tousser; j'ai craint une explosio « tuberculeuse. De fait, un des sommets est devenu soufflant, e « il reste encore une différence sensible entre les deux sommets « L'hiver a été passé à Hyères. Au retour l'état n'était pa « encore satisfaisant ; l'enfant s'enrhumait facilement et chaqu « rhume congestionnait son sommet. Il y a eu évidemment un « menace et même une atteinte de ce côté. Il y a eu surtou « des ganglions engorgés dans le médiastin, c'est pour cel « que je compte sur le bon effet de vos eaux, etc. »

En effet, à son arrivée à Salies, cet enfant présentai tous les signes d'adénopathie cervicale et trachéo-bron chique. Il a pris à Salies vingt-cinq bains. Il n'y a pas e à intervenir pour le moindre incident chez cet enfant examiné tous les jours. Pas de rhume, pas de fièvre pas de toux. Il est reparti dans des conditions excel lentes de santé au point de vue local, et comme éta général.

Obs. V. — Voici résumée la lettre d'un de nos confrères l plus distingués :

« Il s'agit d'une enfant de 7 ans, fort délicate et entourée d « soins. Cette sollicitude s'explique bien par l'état de santé d « l'enfant. Impressionnabilité excessive. Phénomènes digestif « fréquents : vomissements, diarrhée, suivis d'un amaigrisse « ment notable et d'une grande faiblesse. Il y a deux ou troi « ans, une bronchite compliquée de pleurésie gauche. »

A son arrivée à Salies, on pouvait constater chez cett malade les symptômes d'une pleurésie ancienne et des phéno mènes d'adénopathie trachéo-bronchiques et sus-claviculaire gauche avec compression de la bronche gauche.

Cette malade, traitée par les bains et les douches salées, a augmenté de poids à Salies d'environ 3 ou 4 livres. L'appétit est revenu, l'excitabilité a disparu et l'amélioration, évidente pour tout le monde, s'est maintenue après la cessation du traitement, car son père écrivait deux mois après son départ :

« A notre arrivée nous sommes allés voir le docteur « qui, lui aussi, a trouvé un grand changement dans l'état de « sa petite malade, et a constaté que les eaux de Salies lui « avaient fait le plus grand bien.

« Nous avons aussi constaté depuis notre retour que l'ap- « pétit se soutenait mieux, les couleurs et la gaieté sont aussi « revenues, en somme ma fille va très bien. »

Obs. VI. — Avant le traitement :

Intégrité absolue des poumons; pas d'asthme des foins; angine granuleuse; adénopathie trachéo-bronchique intense; matité mesurant une hauteur de 7 centimètres, lymphatisme; obésité.

Après le traitement de Salies :

« Les glandes ont disparu, et il y a une grande amélioration dans l'état de santé du malade. »

Pendant la cure, les phénomènes respiratoires étaient devenus normaux, et, de son côté, l'obésité avait diminué dans de fortes proportions.

Obs. VII. — Jeune fille de 12 ans. Aucun antécédent héréditaire; grande, pâle, s'enrhume facilement. Adénite a commencé il y a dix-huit mois.

Adénopathie cervicale gauche, dans la région sus-claviculaire, et à droite dans la région sterno-mastoïdienne. Adénopathie trachéo-bronchique; affaiblissement du murmure respiratoire; toux intermittente. A la fin de la saison, vingt et un bains et dix douches, l'adénopathie cervicale avait disparu; l'adénopathie trachéo-bronchique s'était améliorée; l'affaiblissement du murmure respiratoire et la matité persistaient encore.

Obs. VIII. — Malade ayant des antécédents personnels et héréditaires d'asthme très accentués; avait vu depuis quelques mois les ganglions du bras droit s'hypertrophier. Il en résultait un peu de sensibilité à ce niveau et une grande lassitude dans l'avant-bras.

Une cure de vingt-cinq bains a amené la guérison complète, il faut signaler en passant, que pendant la saison, ce jeune homme n'a eu ni accès d'asthme, ni aucune autre manifestation arthritique, bronchite, zona, etc.

Obs. IX. — « Cette personne était atteinte d'adénopathie « latéro cervicale rebelle jusqu'ici aux divers moyens employés. « La peau de la région, très impressionnable, ne supporte pas les « topiques locaux énergiques. La nature de cette adénopathie « rentrait dans la spécialisation de Salies, la constitution gé- « nérale de la personne étant d'ailleurs tout à fait excellente. »

L'adénopathie avait débuté en 1882, siégeant à droite sous le sterno-mastoïdien et au-dessus de la clavicule. Pas de toux; mais, en 1887, coqueluche peu forte.

L'examen du sang donne les résultats suivants au début du traitement :

Oxyhémoglobine, 10 0/0. Globules blancs, normaux, globules rouges, 4,490,000.

Au bout de vingt-huit bains et dix-huit douches, l'état général s'est amélioré.

Les ganglions s'étaient isolés et devenus plus mous ; en même temps, le tissu cellulaire voisin était moins empâté.

Le sang s'était enrichi et donnait 12 0/0 d'oxyhémoglobine.

Amélioration très notable après la première saison Une seconde saison, faite la même année, amène une disparition presque complète des glandes malades avant la fin de la saison. Cette deuxième saison a été relativement plus efficace que la première.

Obs. X et XI. — On observe quelquefois une ténacité singulière de certaines de ces hypertrophies ganglionnaires, et dont l'observation précédente peut donner une idée, mais qui a été plus remarquable encore chez deux autres malades, l'une adressée par le Dr Leduc, de Paris, et l'autre par M. le Dr C. Paul, médecin de Lariboisière. Chez la première malade l'adénopathie cervicale et trachéo-bronchique droite était consécutive à une fièvre typhoïde ; les ganglions pris étaient nombreux et volumineux, et résistant absolument à toute espèce de traitement, tels que l'arsenic, le phosphore, l'iode et le sodium. L'anémie était très peu marquée : le sang contenait 11,5 0/0 d'oxyhémoglobine ; pas d'augmentation du nombre des globules blancs, les globules rouges au nombre de 6,700,000 étaient petits.

En somme, le sang présentait une composition normale. Après la première saison, une certaine amélioration se produisit. Les ganglions, agglutinés en masse, s'étaient un peu isolés, mais réellement le résultat était médiocre. Après une deuxième saison, il y a encore eu un petit progrès, mais pas une guérison définitive.

De même chez la malade de M. le Dr C. Paul : la guérison fut très difficile à obtenir ; mais, je dois dire que certainement les bénéfices de la saison furent contrariés par des traitements intempestifs et le surmenage balnéaire, que la malade, croyant bien faire, s'était imposé, malgré nos avis réitérés.

Pourquoi chez ces trois dernières malades, ces hypertrophies ganglionnaires, en apparence si simples, si indolentes, ont-elles résisté si longtemps à un traitement aussi puissant que celui fait à Salies? Il n'y a pas là question d'âge, car nos malades étaient jeunes. Question de cause? Cependant chez bien d'autres des adénites symptomatiques comme celle-là, avaient promptement disparu. Peut-être y avait-il une question d'ancienneté, de chronicité, mais il y avait aussi, je crois, une affaire de terrain, et nature spéciale d'adénopathie. Indépendants de toute altération muqueuse ou viscérale, ces ganglions hypertrophiés paraissaient avoir subi une sorte d'induration spéciale très distincte des empâtements observés chez les lymphatiques proprement dits. Était-ce de la lymphadénie ou du lympho-sarcome localisé à un petit groupe de ganglions? La question me paraît difficile à admettre en raison de l'ancienneté de l'affection et du bon état général des malades. N'y aurait-il pas là plutôt l'influence de tempérament et faut-il exclure ces adénopathies du cadre des manifestations du lymphatisme? C'est une question qu'il est bon de soulever et sur laquelle il sera utile de revenir ultérieurement.

En revanche, les quatre observations suivantes ont donné les plus beaux succès qu'un médecin puisse désirer dans sa pratique.

Obs. XII. — Tempérament lymphatique dans la famille. Diphtérie à 8 mois; croup, angine, coryza consécutifs. Depuis cette époque ce malade a toujours eu les ganglions engorgés jusqu'à l'âge de 7 ans. A cet âge il est parti au Chili, à Santiago, ville saine, au pied des Cordillières; climat sec, pas de fièvre, acné, engelures fréquentes. Il y est resté de 7 ans à 14 ans; s'est bien porté. Revenu il y a deux ans. Scarlatine il y un an. Variole 6 mois après. Cinq ou six mois après son arrivée en France, repris d'adénite cervicale sous sterno-mastoïdienne gauche. Adénite a pris un grand développement depuis six mois, coïncidant avec une croissance rapide (25 centimètres en un an). Ganglions sterno-mastoïdien, sous-maxillaire, cervicaux hypertrophiés surtout à gauche. Coryza chronique, accentué depuis huit à dix jours. Pityriasis versi-color sur la poitrine. Respiration affaiblie au sommet droit. Pas de matité. Voix bitonale. S'enrhume facilement. Amygdales très grosses; angine granuleuse. Tempérament très mou au travail et à la marche. Migraine avec vomissements rares, mais très forts. Examen du sang, 10 0/0 d'oxyhémoglobine. Globules rouges gros, 6,470,000. Pas de globules blancs en excès.

Première saison composée de trente bains et douches.

Le résultat a été des plus remarquables. Au début la tête du malade, élargie des deux côtés à sa base, avait un aspect piriforme. Les tuméfactions ganglionnaires du cou atteignaient de chaque côté le volume du poing.

En revenant à Salies deux mois après refaire une seconde saison, la tête et le cou avaient repris leur volume et leur aspect normaux. Le malade était méconnaissable. La guérison a été complète en deux saisons.

Obs. XIII. — Adénite sous-maxillaire; grand'mère morte de la poitrine. Jeune homme malade dans son enfance; lymphatique. Glandes cervicales; bronchites répétées. Coryza qui a duré très longtemps; ulcérations et croûtes dans le nez, sans punaisie. Vient à Salies depuis quatre ans. Glandes cervicales et sous-maxillaires assez notablement volumineuses, améliorées; s'hypertrophient par le séjour à Paris, Madrid, etc. De plus, fatigue générale, faiblesse, malaise inexplicable; se sent bien à Salies, solide. Appétit bizarre, capricieux. Pas d'antécédents de syphilis. Ganglion sous-maxillaire droit et gauche très volumineux. Chapelet sterno-mastoïdien, trapèze et péri-auriculaire. Pas de ganglions à gauche, tous existent à droite. Pas d'adénopathie trachéo-bronchique ni axillaire ni inguinale. Cicatrice de ganglion suppuré à la région cervicale droite. Un peu d'herpès. Rate, foie normaux. Urines pèsent 1,028; ni sucre, ni albumine; pas d'acide urique. Rien au cœur ni à la poitrine. Examen du sang: 1° A jeun, globules rouges rares, très pâles; peu de globules blancs. 2° Après déjeuner, globules rares, quelques globules blancs; mais globules rouges pâles. Hypoglobulie; adénite sous-maxillaire. Fièvres intermittentes.

A ressenti les meilleurs effets de Salies.

Obs. XIV. — Cette enfant, atteinte d'hypertrophie ganglionnaire abdominale très volumineuse, avec état général très anémié, a obtenu les meilleurs effets d'une cure de Salies de quarante-cinq bains : mais nous ne l'avons pas revue depuis la saison.

Obs. XV. — L'histoire de cette malade est des plus intéressantes.

Il s'agit d'une jeune personne qui avait été prise, deux ans avant, d'un rhume léger, avec un peu de toux sans expectoration, mais accompagné d'un affaiblissement notable et d'une fatigue invincible.

L'auscultation révèle à son médecin habituel une respiration faible aux sommets, avec de nombreux râles à gauche et à droite. Mais ces phénomènes étaient intermittents, car M. le Dr Bergeron, appelé en consultation, ne constate aucun phénomène stéthoscopique anormal.

A l'arrivée de cette personne à Salies, on pouvait constater l'état suivant :

Adénopathie cervicale gauche, et assez volumineuse pour être aperçue à l'œil nu, masse allongée sous le sterno-cléido-mastoïdien.

A la percussion, matité à gauche dans l'espace interscapulaire. Résistance à la percussion aux sommets du poumon près de la ligne médiane.

Aux deux sommets, râles sous-crépitants très humides, très étendus à droite dans tout le lobe supérieur du poumon, plus secs à gauche dans la fosse sus-épineuse. Disparaissant dans les fortes inspirations pour reparaître dans les faibles. Très légère toux sèche.

État général bon ; un peu de mollesse et de lymphatisme ; pâleur bleuâtre du visage.

Du huitième au dixième bain, tous ces phénomènes s'accentuent, mais sans poussées congestives, sans fièvre.

Du dixième au quinzième bain, disparition des râles et des phénomènes anormaux.

Du quinzième au dix-huitième bain, réapparition des mêmes phénomènes. État général toujours bon.

Après vingt-cinq bains et dix-huit douches très chaudes, l'adénopathie cervicale et trachéo-bronchique avait cédé et la malade a quitté Salies sans incident à signaler.

Tels sont les résultats obtenus à Salies dans le traitement des adénites simples avec ou sans altérations viscérales, à condition toutefois que ces altérations viscérales, si elles existent, soient de nature indolente, torpide ou relèvent du lymphatisme.

Voyons maintenant la marche des adénites en voie ou en état de suppuration.

Les malades atteints de ce genre d'affection ont à Salies une guérison rapide et brillante.

b). — Adénites en suppuration.

Obs. XVI. — Enfant de 17 ans, soigné par le Dr Segond. Adénite suppurée rétro-claviculaire gauche symptomatique (?)

d'ostéo-périostite de la première côte, adénite cervicale; hypertrophie cardiaque de croissance. Père et mère en bonne santé. Mère a eu une première fausse couche. L'enfant présent est né à terme, en 1870; mais au troisième mois de la grossesse, la mère a eu une perte qui a fait supposer qu'il y a eu grossesse double. Depuis, la mère a eu deux enfants très bien portants. Antécédents personnels : Pas de maladie antérieure; pas de maladies d'yeux, ni d'écoulements d'oreilles. A marché tard, à l'âge de 18 mois. Nourri par une nourrice enceinte de trois mois. Aurait eu un léger rhumatisme ayant duré deux jours. La maladie actuelle a débuté il y a un an par des glandes au cou. Il y a un an, on a mis un séton sous-maxillaire gauche. Glandes sous-maxillaire et cervicale gauches. Actuellement quelques ganglions; plaie du séton sèche. Grosseur rétro-claviculaire gauche; écoulement à ce niveau depuis octobre 1886. Jamais de douleur; grosseur molle et rouge; écoulement de pus très abondant. Pas d'adénopathie, pas de toux, rien dans la poitrine. Le côté gauche antérieur du thorax est très saillant aux dépens des côtes médianes. Le cœur est hypertrophié; les battements sont précipités, nerveux, les bruits secs sans souffle ni intermittence. Légère différence entre force du cœur et les pulsations artérielles. Pouls 100 à 108. Peau bleuâtre; tissu cellulaire mince; membres grêles. Légère déviation dorsale gauche. La plaie du séton est fermée. Plaie rétro-claviculaire gauche rouge, offre un petit orifice de suppuration douloureux; peau souple. Saillie de l'articulation clavi-sternale; pas de toux. Mouvements très bien conservés. Peu d'appétit, selles régulières, sommeil un peu agité. Très nerveux, remuant, intelligent.

Au quatrième bain. L'appétit s'est amélioré; plaie rouge; écoulement de pus plus abondant et plus épais; sommeil plus calme. Etat excellent; les urines ont augmenté un peu. Au douzième bain; les deux plaies maxillaire et cervicale suppurent, mais la plaie rétro-claviculaire se cicatrise rapidement. Bon appétit, selles régulières, sommeil bon. Cicatrisation notable de la plaie; état général très bon. Après seize bains dont treize entiers, aucun phénomène morbide à signaler;

mange, boit, dort, court très bien. Au vingtième bain. Excellent état; plaie se cicatrise, la peau reprend sa souplesse et sa mobilité, la fosse sus-claviculaire se laisse facilement déprimer. Ganglions cervicaux diminuent notablement.

Au trentième bain. Plaie ne coule plus depuis trois jours, cicatrisation complète aujourd'hui. Beaucoup moins d'agitation, sommeil plus calme, cœur moins violent, muscles beaucoup plus développés.

M. Segond a revu cette personne pendant l'hiver, à Paris, et l'été suivant la guérison s'était absolument maintenue; la deuxième saison n'a été faite que par mesure de prudence. Ces résultats sont réstés excellents.

Obs. XVII. — Adénite gauche inguinale suppurée; adénite iliaque. Bons antécédents de famille. Personne de tempérament nerveux, surmenée; insomnie, vie agitée. Adénite inguinale gauche suppurée symptomatique. Avec masse ganglionnaire remontant dans la fosse iliaque le long des vaisseaux. Suppuration; fistule, qui a suinté trois mois. Après l'ouverture du ganglion, la masse ganglionnaire profonde, a augmenté de volume, et amené par compression des phénomènes de psoïte. Adduction du membre et contracture douloureuse. Douleur à la pression en arrière, assez intense pour faire supposer une coxalgie. On emploie la gouttière de Bonnet et on redresse la jambe sous le chloroforme. Dans la gouttière, nouvelles poussées de contractures musculaires, qui cèdent à des injections de morphine. Le calme revient, mais on retire la gouttière, le malade ne pouvant pas dormir. Le séjour à la campagne ramène le sommeil. Le malade se remit à marcher avec une canne, sans douleur ni contracture. Depuis trois mois, amélioration notable, état général redevient très bon. Actuellement, la masse ganglionnaire gauche crurale et iliaque persiste. La fistule est fermée. Petit ganglion crural droit. Adénite chronique à surveiller. Atrophie du triceps crural, léger épanchement articulaire du genou. Bon état général.

A la huitième douche, le triceps fémoral gauche reprend sa force normale. Le triceps a retrouvé sa tonicité ordinaire.

Les ganglions ont diminué. Mouvements beaucoup plus faciles en tous sens, dans le membre gauche.

Deuxième saison la même année. L'hiver suivant, le malade, complètement guéri, avait repris sa vie ordinaire.

Obs. XVIII. — Adénite cervicale datant de vingt mois. Glande préauriculaire. Abcès qui a forcé la malade à rester enfermée pendant cinq mois. Engorgement lymphatique de tout le côté gauche du cou. Engorgement mou, gros comme un œuf de poule, avec suppuration et petit trajet fistuleux. Personne pâle, lymphatique, peau sèche, pas de sueurs. Léger état fébrile, 38, 38,5. Appétit irrégulier. Comme antécédents a eu la fièvre typhoïde il y a quatre ans et à la suite une pleurésie gauche. Rien à l'auscultation. Pas de lésion viscérale.

Cette personne a subi une transformation totale, mais malheureusement elle n'a pu faire qu'un traitement trop court. Cependant la suppuration était tarie et il ne restait qu'un suintement de lymphe plastique.

Obs. XIX. — Cette observation sera courte, car elle n'a *d'autre intérêt que l'âge de la malade, qui atteignait alors son vingtième mois*. Cette charmante jeune fille, venue à Salies sur les conseils de notre maître et ami P. Segond, conservait les suites d'une adénite cervicale, ayant nécessité l'emploi du bistouri. Cette enfant a présenté une particularité intéressante : les garde-robes ont été sanguinolentes pendant une grande partie du traitement. Malgré cela, l'état général, l'appétit, le sommeil ont été parfaits, et il n'y a eu aucun phénomène d'irritation intestinale. Six mois après la saison, l'enfant se portait admirablement.

Obs. XX. — Adénite inguinale suppurée, symptomatique de lésions bacillaires.

La fistule avec suppuration existant encore à l'arrivée à Salies, s'est tarie peu à peu. Et après une saison de vingt-cinq bains, l'induration persistant encore, due au moins autant à l'excitation provoquée par le traitement, qu'à la maladie même, devait disparaître rapidement.

Sur neuf malades atteints d'adénite suppurée, sept ont obtenu une guérison radicale dès la première saison. Des deux autres malades, le premier a obtenu une amélioration seulement : les foyers anciens se sont cicatrisés, mais de nouveaux se sont formés. Le malade a fait une deuxième saison à Salies, l'année suivante ; ces deux saisons lui ont apporté une certaine somme de bénéfices, car cette personne était malade depuis longtemps et avait dépassé l'âge adulte. En dehors de la question d'âge, il y avait aussi à tenir compte des lésions pulmonaires ayant donné lieu à des accidents antérieurs. Ces diverses lésions ont nécessité un traitement spécial, et sont suffisantes pour faire comprendre qu'on ne pouvait arriver d'emblée à une guérison définitive.

Obs. XXII. — Le second malade atteint d'adéno-phlegmon profond du cou et plus éprouvé encore, par l'âge, la fatigue d'une vie de labeurs et par une maladie à accidents multiples, a succombé aux progrès de la maladie trois mois après son départ de Salies.

La morale à tirer de ces dernières observations est intéressante. C'est que l'âge avancé du malade n'est pas une contre-indication au traitement de Salies; mais à une condition absolument nécessaire, c'est que la maladie n'ait pas amené le malade à un état voisin de la cachexie, et qu'il conserve encore assez de ressort pour faire les frais d'une médication excitante, si mitigée qu'elle soit!

AFFECTIONS NASALES

S'observant à tout âge, mais principalement chez les enfants lymphatiques, cette affection peut se manifester à la suite d'un coryza aigu, mais souvent aussi elle s'établit d'emblée et reste difficile à guérir car elle est entretenue par des causes à la fois locales et générales. Suivant le professeur Duplay, l'étroitesse congénitale des fosses nasales s'oppose à la libre circulation de l'air dans leurs cavités et prédispose à cette inflammation. La stagnation des produits sécrétés, quelquefois des poudres absorbées dans un but thérapeutique, entretiennent encore cette affection. Enfin et surtout l'influence d'un état général mou et affaibli, comme l'est celui des lymphatiques, intervient encore pour entraver la guérison. Le traitement de ce genre d'affection exige donc à la fois une intervention générale et locale. Dans cette catégorie de faits rentre l'observation suivante :

Obs. — Malade présentant des antécédents héréditaires. Sa mère est morte jeune d'affection pulmonaire nettement caractérisée. Son frère présente, lui aussi, quelques attributs du lymphatisme. Dans son enfance, cette personne a eu de la gourme, des ganglions cervicaux, mais sans abcès. Rougeole bénigne vers l'âge de 6 ans.

La principale manifestation du lymphatisme chez cette personne, est un coryza chronique datant de la première enfance. A cette période de la vie cette personne mouchait beaucoup, au point de saigner du nez. Elle mouche beaucoup plus l'hiver que l'été. Les sanies sanguinolentes, purulentes, avec parcelles osseuses, ont, à cette saison, une odeur beaucoup plus forte. Quelquefois aussi, en hiver, écoulement spontané de sanies par l'orifice nasal antérieur, se reproduisant surtout quand la malade baisse la tête. Quelquefois, au contraire, l'écoulement se fait par l'orifice nasal postérieur et le liquide tombe dans la gorge. Douleur sourde à la racine du nez et souvent dans toute la tête, et surtout après un travail prolongé, mais douleur n'étant pas à forme névralgique. La percussion méthodique indique plus de sensibilité à gauche qu'à droite. Très souvent rougeur érysipélateuse autour du nez. Le matin en se levant, mauvais goût dans la bouche.

Pas de gêne pour avaler; pas de gêne pour respirer par le nez, sauf l'hiver. Le malade ronfle la nuit; rêves, cauchemars, rêves professionnels. Pas de surdité, pas d'angine. Engelures aux mains et aux pieds. Vomissements faciles, surtout le matin. Diarrhée chaque fois que la malade modifie ses habitudes. Fréquemment un peu de toux sèche. A l'arrivée à Salies, le teint est terne, blafard, pâle, les traits sont fatigués et le nez offre les caractères suivants :

Le nez est étalé et gros, mais surtout par le fait de l'épaississement de la peau et de l'induration du tissu cellulaire des ailes du nez. Elle a les caractères de la peau d'orange. La base et les ailes du nez présentent un certain élargissement et sont le siège de quelques petits boutons d'acné. Les sillons naso-géniens sont rouges et irrités, et souvent le point de départ d'une rougeur érysipélateuse.

Écoulement sanieux moyennement abondant. L'orifice nasal antérieur est rouge et irrité, la muqueuse des cornets est hypertrophiée, rougeâtre, et présente de petites ulcérations assez haut situées, blafardes et recouvertes de croûtes.

En passant le doigt au-dessus du voile du palais, en arrière, on sent que la muqueuse est épaissie, rugueuse.

La muqueuse du pharynx est rouge, sans granulations. Les amygdales ne sont pas hypertrophiées.

Les dents sont crénelées, avec un sillon transversal.

Petite toux d'irritation. L'auscultation ne révèle rien d'anormal aux sommets des poumons.

Voici les modifications de l'état de santé pendant et après son traitement :

Les premiers bains se passent sans incident; bon appétit, bon sommeil, augmentation des urines, un peu de diarrhée. Avec les sixième, septième, huitième, neuvième, dixième bains, sont adjoints une douche générale salée et une douche nasale. Le sommeil et l'appétit continuent d'être bons, mais un peu de fatigue générale. De plus, picotements dans la racine du nez, du larmoiement et une augmentation de sécrétions nasales.

Arrêt des douches générales et locales et continuation des bains.

Les cinquième et sixième douches nasales, données avec les quatorzième et quinzième bains, ramènent les mêmes phénomènes. Après le vingtième bain, treize douches générales et six douches nasales. On constate les caractères suivants :

La fatigue générale éprouvée au début a disparu; l'appétit et le sommeil, un moment troublés, se sont rétablis dans de bonnes conditions. La personne se sent beaucoup plus forte, plus alerte et plus légère. Les urines sont très abondantes depuis le commencement du traitement, et il y a eu un peu de diarrhée.

Le nez offre certaines modifications. Les fossettes des ailerons du nez se creusent et ne présentent plus l'empâtement signalé au début. La racine du nez s'amincit surtout du côté gauche, moins à droite. La partie médiane du nez n'est plus boursouflée, comme au début, et il ne reste plus qu'une petite plaque d'induration cellulaire très facile à délimiter sur la face dorsale du nez. La respiration nasale se fait facilement. On ne mouche rien actuellement et on ne sent plus de mucosités dans le pharynx. Encore un peu de picotement dans les yeux, mais pas dans le nez. La bouche n'est plus sèche, la toux a disparu.

Le jour du départ arrive après vingt-sept bains, dix-sept douches générales et neuf douches nasales. L'état général est resté excellent. La céphalalgie n'existe plus; tous les symptômes du coryza chronique avec ulcérations ont disparu. Le facies est totalement modifié. En résumé, guérison locale et amélioration de l'état général.

On a conservé les bénéfices de cette première cure, car l'hiver a été passé sans accident et l'été suivant, l'état général et local, qui étaient restés excellents, ont été consolidés par une seconde cure.

AFFECTIONS OCULAIRES

Parmi les affections oculaires, quelques-unes sont absolument justiciables des eaux de Salies; telles sont les inflammations chroniques de l'appareil lacrymal, les blépharites chroniques et surtout les kératites : kérato-conjonctivite à répétition, kératite ulcéreuse, kératite interstitielle, kératite lymphatique du Professeur Panas, affections qui sont souvent un des tristes apanages du lymphatisme.

Nous avons indiqué plus haut en passant un cas de blépharite ciliaire. Nous indiquerons ici deux cas de kératites parmi les faits qu'il nous a été donné d'observer.

Obs. — Petite fille âgée de 13 ans, brune, intelligente et très vive. Elle a perdu son père et sa mère il y a sept ans; a perdu un frère.

Manifestement lymphatique, elle porte au cou une petite cicatrice et de nombreuses glandes hypertrophiées. Elle vient consulter pour une affection de l'œil gauche qui présente les caractères suivants :

Œil est rouge, la conjonctive très vascularisée et tuméfiée. La cornée présente à sa partie inférieure deux petites ulcérations superficielles, elle est bombée, saillante; le liquide de la chambre antérieure est transparent, mais l'iris a perdu de sa contractilité.

L'épiphora amène de l'érythème et des démangeaisons dans l'angle interne de l'œil et sur la joue.

Photobie intense; douleur de tête.

Cette affection date de la première enfance; elle récidive assez fréquemment, et, suivant la malade, alterne avec l'hypertrophie de ses ganglions cervicaux.

Après avoir appliqué des compresses chaudes, fait des instillations d'atropine au début de l'inflammation, nous avons à la période de régression fait suivre à la malade un traitement composé d'une vingtaine de bains. Les opacités cornéennes se sont atténuées, et les éléments qui constituaient cette « kératite lymphatique » se sont peu à peu résorbés. Les migraines consécutives ont également disparu.

L'iris se contracte plus facilement, mais moins que de l'autre côté, ce qui tient à la présence de légères nébulosités cornéennes.

Les bains de Salies ont produit l'effet qu'ils produisent dans toutes les infiltrations lymphatiques plus ou moins anciennes. Ils favorisent au plus haut point la résorption des produits plastiques, quel que soit le point de l'économie où ils se trouvent. A chaque page on en trouvera des exemples, mais la cornée étant un organe transparent et lamelleux c'est là surtout qu'il est curieux et facile d'observer ces phénomènes de résorption.

Obs. — Avec ces eaux résolutives un jeune malade atteint d'une kératite interstitielle et ayant des antécédents manifestes de lymphatisme personnels et héréditaires a obtenu d'excellents effets. La cornée présentait une tache qui avait gagné de la périphérie au centre, formée de plusieurs petits points granuleux rappelant l'aspect granité d'un verre dépoli, suivant l'expression du Professeur Panas. La vision était nulle et avec cela photophobie, douleurs orbitaires moyennement intenses.

Ce malade, venu à Salies à la seconde période de son affection a vu, en deux saisons, son état s'améliorer sensiblement. Les opacités se sont presque entièrement effacées, et la vision, qui avait été presque abolie, a retrouvé progressivement une acuité suffisante pour permettre au malade de lire et de reprendre ses travaux ordinaires.

AFFECTIONS AURICULAIRES

L'observation suivante nous paraît bien indiquer le type des affections auriculaires qui peuvent trouver leur guérison à Salies ; c'est un cas d'Otite moyenne chronique de l'oreille gauche, compliquée de périostite aiguë de la caisse et de l'apophyse mastoïde; adéno-phlegmon chronique du cou.

Cette variété d'otite moyenne a été plus spécialement décrite par le Professeur Duplay. Nous avons pu en observer un cas à Salies, chez un malade du Dr Millard, de Paris.

Obs. — Cet homme jeune et vigoureux, n'ayant aucune manifestation diathésique, était atteint depuis plus de deux ans d'une affection de l'oreille gauche. Une tuméfaction s'était formée en avant de l'oreille, et bientôt un écoulement purulent s'établit par le conduit auditif externe. L'empâtement de la région préauriculaire, les douleurs, l'otorrhée persistant, le malade se laissa faire une longue incision en avant du pavillon de l'oreille. Le résultat de l'opération fut peu satisfaisant, car l'empâtement gagna l'apophyse mastoïde, la partie inférieure de l'oreille et toute la région cervicale gauche. A son arrivée à Salies, le malade présentait l'état suivant :

Bon état général; le sang contient 13 0/0 d'oxyhémoglobine et 7,040,000 globules rouges; pas de globules blancs; le conduit auditif externe est le siège d'un écoulement purulent très abondant, surtout la nuit; otorrhée extrêmement riche en leucocytes; le conduit auditif externe est rouge, enflammé; la membrane du tympan est largement perforée, le fond de la cavité est rempli de fongosités sensibles au toucher; surdité relative.

Le sillon de séparation du cornet et de l'apophyse mastoïde n'est pas appréciable à cause de l'induration chronique qui efface les lignes de cette région de la tête. La peau de cette région et de tout le côté gauche du cou est indurée, sans souplesse, et on sent au-dessous des ganglions lymphatiques engorgés.

Les mouvements sont extrêmement gênés; claquement dans l'oreille, dans les mouvements de mastication.

Ce malade a épuisé tous les traitements depuis deux ans. Il a pris jusqu'à huit cuillerées d'huile de foie de morue par jour, de l'iodure de potassium en quantité, des bains sulfureux, a fait de l'hydrothérapie, etc.

Le diagnostic paraît évident.

Au cours d'une otite moyenne ancienne est venue s'ajouter une otite périostite qui, heureusement pour le malade, s'est propagée de dedans en dehors.

Un mois après, c'est-à-dire après une saison à Salies de trente-cinq bains, sans autre traitement, l'otorrhée purulente était remplacée par un léger suintement, ne contenant qu'un très petit nombre de leucocytes. Le phlegmon du cou s'était résorbé, et il ne subsistait qu'un léger empâtement autour de la cicatrice et de l'apophyse mastoïde. Enfin les mouvements du cou avaient repris leur liberté complète.

Au point de vue du sang, le malade avait gagné 1 0/0 d'oxyhémoglobine, et les globules rouges avaient augmenté, et de 7,040,000 étaient passés à 7,550,000 globules rouges.

Il faut ajouter que pendant le traitement, le malade avait eu une petite poussée de périostite aiguë externe qui avait nécessité une ponction. Il est probable aussi que la guérison ne sera pas acquise définitivement au bout d'une saison unique. Mais il est incontestable, que de tous les traitements subis antérieurement pendant deux ans, ce sont les trente-cinq bains de Salies qui ont donné au malade le plus de profit, et sinon la guérison, certainement l'amélioration la plus prompte et la plus évidente. C'était au moins l'avis du malade.

AFFECTIONS CUTANÉES

Dans quelques affections cutanées les eaux de Salies donnent de très bons résultats. En dehors de ces manifestations que l'on est convenu d'appeler, avec Bazin, des scrofulides, telles que les engelures ou érythème pernio, et l'érythème papuleux, qui, localisé de préférence sur le dos de la main, alterne souvent avec l'engelure; telles que certaines formes d'acné qui siègent sur le front et les tempes, comme l'acné miliaris, ou sur les ailes du nez, comme l'acné sudurata; les scrofulides exsudatives, les gourmes et l'eczéma impétigineux, une forme particulière de lupus, le lupus tuberculeux, nous paraissent entrer dans le cadre des affections qui trouveraient à Salies leur guérison : au point de vue théorique l'hypothèse paraît juste, mais pour le moment nous n'avons pas d'exemple à citer.

Toutefois, l'observation suivante donnera une idée des résultats qu'on peut obtenir avec les eaux chlorurées sodiques dans le traitement de certaines formes d'eczéma des membres inférieurs survenant chez les individus à tempérament lymphatique.

Obs. — Jeune fille de 15 ans environ, lymphatique et nerveuse. Crises hystériformes. Règles irrégulières avec leucorrhée. Appétit capricieux; dyspepsie avec vomissements.

L'affection des membres inférieurs a débuté à l'âge de dix ans. Enflure des pieds et des jambes jusqu'aux genoux, puis survenaient des plaques rouges, se couvrant de vésicules qui laissaient écouler un liquide jaunâtre, épais, mouillant les bas. L'affection avait débuté par les deux membres inférieurs à la fois. L'éruption disparaît, mais l'œdème persiste et devient chaque année plus épais et plus dur.

A son arrivée à Salies, la malade présente des membres inférieurs assez volumineux. Les méplats qui entourent les articulations tibio-tarsiennes et la partie inférieure des mollets ont disparu; la gauche a perdu ses courbes ordinaires pour présenter une ligne droite presque verticale. Elles sont d'ailleurs lourdes et douloureuses et la malade peut à peine marcher.

Au toucher la peau est épaissie et a perdu toute souplesse et toute mobilité. On ne sent aucune trace de cordons indiquant de phlébite, ni de lymphangite des gros troncs. Il n'y a pas non plus de varices apparentes. Sur cet œdème dur, chronique sont semées des croûtes humides, jaunâtres, laissant suinter un liquide irritant.

Sous l'influence des bains et des douches salées, cette éruption a disparu assez rapidement et bien avant la fin du traitement, qui n'a pas duré plus d'un mois. L'œdème chronique s'est atténué plus lentement et pas entièrement. Une fois la cure terminée, cette jeune fille a continué de porter une bande de caoutchouc qu'elle roule elle-même autour de la jambe, tous les matins, après l'avoir soigneusement lavée. De temps en temps elle prend chez elle des bains de jambe avec de l'eau de Salies. Sous cette double influence, cette affection si gênante a complètement rétrocédé, et depuis deux ans la malade a repris la vie ordinaire sans éprouver les inconvénients d'autrefois.

Chez un autre malade, manifestement lymphatique, atteint d'un œdème chronique des membres inférieurs consécutif à une phlébite remontant à plus d'un an. Le résultat a été favorable, au moins immédiatement, car il n'a pas été possible de savoir ce qu'est devenu ce malade, depuis l'année dernière.

ABCÈS FROIDS

Les recherches du Professeur Lannelongue, le mémoire de Brissaud et Josias, ont montré que ces collections liquides qui siègent dans le tissu cellulaire et apparaissent dans les points les plus divers de l'économie, étaient dues à l'évolution de masses tuberculeuses. La tumeur, primitivement dure et solide, se ramollit et s'enveloppe d'une membrane périphérique, dans les parois de laquelle on peut retrouver des bacilles caractéristiques. Toutefois, la présence de ces micro-organismes n'est pas indispensable pour caractériser la nature scrofulo-tuberculeuse de l'affection et la non inoculabilité des produits. Ccomme il ne s'agit ici que de la question purement clinique, le lecteur, sur ce point, pourra se reporter à deux mémoires de mon excellent maître et ami Letulle, publiés l'un dans la *France médicale* de 1885 et l'autre à la Société médicale des hôpitaux.

Il est bon de dire que le début de cette affection est insidieux, et qu'il faut souvent rechercher ces abcès chez les lymphatiques, comme on recherche les collections purulentes hypodermiques dans la convalescence de la variole ou de la fièvre typhoïde. Conséquences de lésions articulaires ou osseuses, ces collections purulentes peuvent aussi être absolument idiopathiques, indépendantes de toute autre lésion du voisinage. Le pronostic de cette affection est grave en général; mais grâce à l'emploi de la méthode antiseptique, l'intervention chirurgicale a paru dans ces dernières années donner de meilleurs résultats. Les ponctions, grattages, injections de teinture d'iode ou d'éther iodoformé (voir les Observations de Verneuil, Trélat, Verchère, Barrette) ont donné certains succès. Cependant, fait remarquer

P. Reclus (1), « il faut se rappeler qu'on échoue souvent :
« une suppuration peut s'établir en un point de la plaie
« et une fistule persister un temps souvent fort long.
« Après un succès que l'on croit complet, la cicatrice
« peut se soulever et une récidive apparaître.

«..... D'ailleurs, ce traitement chirurgical n'est auto-
« risé que lorsqu'on a insisté sur le traitement médical.
« Lui seul, d'ailleurs, peut donner des succès durables.
« L'abès n'est qu'une manifestation d'une diathèse qu'il
« faut atteindre sous peine de voir de nouveaux acci-
« dents apparaître. Une bonne hygiène, un bon climat,
« les bains salés, la mer, Salies, Salies-de-Béarn, etc.,
« il faut, sans relâche et longuement, recourir à tous
« ces moyens dont une vieille expérience a prouvé l'ef-
« ficacité. »

Laissant de côté les abcès d'origine osseuse ou articulaire qui trouveront leur place dans un autre chapitre, nous citerons seulement trois cas d'abcès froids isolés, observés à Salies : le premier, siégeant dans la fosse iliaque droite, était encore à la période d'induration. Toute la masse a disparu sans laisser de traces et sans amener aucun accident de répercussion sur un autre organe. Pour le second cas, le professeur Trélat avait pratiqué deux fois la ponction suivie d'injections d'éther iodoformé, dans la cavité; à l'arrivée du malade à Salies, une collection liquide très appréciable persistait encore. Elle a complètement disparu pendant le traitement. Dans le troisième cas, l'abcès siégeant encore dans la fosse iliaque avait été ouvert, et une fistule persistait encore, très profonde. Cette malade a, elle aussi, obtenu une guérison radicale. Voici ces trois observations :

(1) Reclus, *Traité de Pathologie externe.*

Obs. I. — Le premier cas est celui d'une petite fille fort vive et très intelligente, âgée de 8 à 9 ans. Dans ses antécédents on trouve seulement une de ses proches parentes morte de coxalgie, et la malade était adressée pour des douleurs dans la cuisse droite, qui simulaient le début d'une coxalgie de ce côté.

A l'examen, aucun des signes de cette maladie autre qu'une boiterie très légère, intermittente, et seulement quand la malade se mettait à courir. Il n'y avait pas d'impotence fonctionnelle et l'articulation était absolument libre dans tous ses mouvements. Pas de douleur à la percussion du trochanter, ni du fémur, ni du talon. Pas d'abaissement du pli fessier. Pas d'atrophie musculaire. Enfin, aucun des signes de la tuberculose coxo-fémorale.

D'ailleurs, l'état général de la malade était satisfaisant; Le sommeil, l'appétit, le caractère ne laissaient rien à désirer, et quoique un peu grasse la malade ne manquait pas de vivacité.

Cependant, cette enfant accusait quelques douleurs et présentait évidemment une légère claudication en marchant. En recherchant avec soin, l'examen de la fosse iliaque droite nous donna la cause et l'explication de ces phénomènes morbides. La peau était mobile et souple, mais on sentait à ce niveau un empâtement notable, remplissant tout le creux de la main, assez résistant et élastique et paraissant occuper toute cette région. Dépassant l'arcade de Fallope, cet empâtement ne paraissait pas avoir de connexion avec le cœcum, dont il ne suivait pas du tout le trajet. Cette masse offrait un certain degré de matité, se présentait sans fluctuation, et la pression réveillait les douleurs que la malade ressentait spontanément. En dehors des phénomènes ci-dessus indiqués, rien à signaler de particulier, sauf un petit point : En arrière, la fossette sacro-iliaque du même côté n'était pas aussi accentuée que celle du côté opposé et présentait un léger degré d'empâtement. Par le toucher rectal on ne sentait aucune lésion appréciable du côté de la paroi interne de l'os cotyloïde, ni dans le tissu cellulaire du petit bassin. On peut donc penser qu'il y avait là une sorte d'infiltration du tissu cellulaire, abcès froid au début, non encore en ramollissement apparent. Le diagnostic d'adénite iliaque aurait supposé une inflammation antérieure d'un organe voisin qui n'existait pas. Dans tous les cas, cette affection donnait toutes les apparences de la pseudo-coxalgie, si bien indiquée dans la thèse du Dr Castex (1) sur les adénites iliaques, et dans le livre du Professeur Lannelongue sur la coxalgie.

Sous l'influence de bains et de douches le gonflement de cette masse, puis sa disparition graduelle et complète se firent sans le moindre incident. Au départ de la malade, la région avait retrouvé complètement sa souplesse, les douleurs et la boiterie avaient disparu. Six mois après la cure de Salies, les résultats s'étaient maintenus.

Obs. II. — La deuxième observation est celle d'un enfant de 6 ans, ayant présenté dans le cours d'un mal de Pott, à forme très bénigne, un abcès froid de la fosse iliaque complètement indépendant de la lésion vertébrale. Cet abcès s'était montré spontanément, ne s'étant révélé par aucun autre symptôme qu'une saillie anormale au-dessus du pli inguinal. Ce malade, soigné par notre excellent maître le professeur Trélat, avait déjà subi deux ponctions avec injection d'éther iodoformé qui avaient donné un certain résultat. A l'arrivée à Salies, la collection présentait le volume d'un œuf, était manifestement fluctuante et presque sous la peau. Mon excellent confrère le Dr Foix me conseilla d'y appliquer une légère traînée de pâte de Vienne à son niveau. La collection ne s'ouvrit pas pour cela, mais le liquide se résorba progressivement sous l'influence des bains; et, quelque temps après la cure, toute trace avait complètement disparu.

Obs. III. — Dans la troisième observation il s'agit d'une jeune femme fatiguée depuis plus d'un an et malade surtout depuis huit mois.

Tempérament lymphatique nerveux.

Adénite cervicale ancienne et crises nerveuses.

Abcès de la région iliaque droite, sans aucune lésion péri-utérine ni péri-ovarienne. Trajet fistuleux profond, très dou-

(1) Dr Castex. *Adénites iliaques.* Thèse de Paris. — Lannelongue. *Coxo tuberculose.*

loureux, avec crises névralgiformes très violentes dans le bassin et la cuisse. Suppuration assez abondante. Ces quelques phénomènes rendaient la marche très pénible. Après le vingtième bain, l'amélioration était notable au point que la malade pouvait marcher librement. La suppuration et les douleurs avaient disparu. L'appétit et le sommeil s'étaient rétablis. Et la guérison, définitive après le trente-cinquième bain, s'est maintenue jusqu'au mois dernier, c'est-à-dire aux dernières nouvelles que m'a données la malade.

SYNOVITES FONGUEUSES

Les observations et les recherches publiées sur la nature de cette affection ne laissent plus aucun doute sur la place que cette maladie doit occuper dans le cadre nosologique. Les observations du Professeur Trélat, de Terrier et de Verchère sont absolument probantes et nous permettent de produire ici l'observation qui va suivre :

Obs. —Il s'agit d'une jeune personne brun-pâle et d'apparence délicate. On retrouve des antécédents du côté paternel et la malade a eu quelques bronchites dans son enfance. Actuellement la santé générale est bonne, et l'examen de la poitrine ne révèle aucune trace de phénomènes morbides.

L'affection pour laquelle notre excellent maître et ami le Dr P. Segond adresse cette malade à Salies, est une affection purement locale, ayant débuté huit mois auparavant dans la paume de la main gauche. L'évolution avait été lente, progressive et assez douloureuse. Ayant commencé dans la gaine synoviale du tendon fléchisseur de l'annulaire gauche, elle avait gagné progressivement la paume de la main et le poignet. Cette tuméfaction était douloureuse dans les mouvements et aux changements de temps. Elle était formée par des fongosités molles et mobiles latéralement, lorsque les doigts étaient dans la flexion. A l'arrivée de la malade à Salies, la maladie, après avoir en partie rétrocédé, était restée stationnaire. Le tendon de l'annulaire au niveau du poignet présentait encore quelques saillies fongueuses anormales. Mais le maximum des lésions siégeait à la paume de la main, dans laquelle on pouvait trouver une masse fongueuse très manifeste. De plus, le tendon de l'annulaire n'avait pas recouvré l'intégrité complète de ses fonctions et ne permettait qu'une extension incomplète de ce doigt.

Sous l'influence de trente-cinq bains et de vingt-deux douches prises à Salies, la masse fongueuse avait entièrement disparu, la main avait repris la souplesse de ses mouvements, et de plus, l'état général de la malade s'était amélioré parallèlement.

Tel a été le résultat obtenu. Y a-t-il eu récidive, comme cela ne se voit que trop souvent? Dans tous les cas, il y a peu de traitement qui donne un succès plus net et plus rapide au double point de vue général et local.

OSTÉITES — OSTÉO-PÉRIOSTITES
OSTÉO-ARTHRITES

Parmi les inflammations du tissu osseux, qui suivant que les lésions sont plus ou moins profondes prennent le nom de périostites, d'ostéopériostites et d'ostéomyélites, il y en a qui présentent certains caractères spéciaux en raison du terrain sur lequel elles se développent, et en raison aussi de leur cause et de leur nature même. L'histoire de la carie, du spina ventosa rentre dans le cadre des ostéites diathésiques, des ostéites tuberculeuses. La turberculose des os a été bien étudiée par Nélaton, par Kiener et Poulet, par Lannelongue et Vignal; ces derniers auteurs ont démontré surtout l'existence de ces processus anatomiques dans le mal de Pott et dans la coxalgie. Ce sont surtout ces deux affections qui vont nous occuper maintenant. L'inflammation articulaire ayant le plus souvent son point de départ dans une lésion osseuse de voisinage, il est difficile de séparer l'une de l'autre ces deux modalités cliniques. D'ailleurs le Professeur Lannelongue, dans son dernier ouvrage a remplacé le mot de coxalgie par celui de coxo-tuberculose, indiquant ainsi qu'il y avait beaucoup plus d'intérêt à mettre en relief la lésion initiale, fondamentale siégeant dans l'os même, qu'à mettre en avant le retentissement plus ou moins considérable de cette lésion osseuse sur l'articulation voisine. Dans le mal de Pott, dans la coxalgie, au moins dans la forme diathésique qui nous occupe, il y a identité de cause, identité de nature, identité de terrain. Il y a donc intérêt à les grouper dans un même chapitre.

Les malades atteints d'affections osseuses ou d'affections osseuses et articulaires qu'il nous a été donné de voir à Salies sont au nombre de vingt-neuf, et on peut les classer de la façon suivante :

2 ostéo-myélites de croissance.
1 ostéo-myélite de diaphyse du tibia.
1 fracture de jambe. Cal douloureux.
5 ostéo-arthrites tuberculeuses du genou.
2 — — du gros orteil.
1 — — du poignet.
1 — — du coude.
3 coxalgies au début.
4 — avec suppuration.
2 — ankylose.
5 mal de Pott, simple.
2 — avec abcès.

Les quatre premiers malades atteints de fracture ou d'ostéo-myélite feront l'objet d'un autre travail pour laisser la place à ceux qui présentaient des affections purement diathésiques.

a) — Ostéo-arthrites du genou. — Orteil, etc.

Des cinq malades atteints de cette affection, le premier a guéri radicalement ; le second a éprouvé une amélioration notable. Nous n'avons pas de renseignements sur les résultats obtenus dans les autres cas.

Obs. I. — Enfant de 13 ans, grand, mince, lymphatique. La maladie actuelle a débuté l'année précédente à la suite d'une chute. Douleur dans le genou droit. Boiterie. Gonflement du genou, surtout aux dépens du condyle interne. Douleur nettement localisée dans le condyle et au niveau du ligament latéral interne. Atrophie des muscles de la jambe et de la partie inférieure du triceps fémoral. A l'arrivée du malade à Salies, les phénomènes d'arthrite sont peu accusés. Il y a peu de réaction inflammatoire, mais surtout de la raideur articulaire, de l'atrophie musculaire et de la douleur.

Les bains amènent un certain degré d'irritation générale et locale; mais l'amélioration se fait progressivement, et quelque temps après son retour, le malade avait recouvré le fonctionnement normal du membre malade.

C'est la connaissance et la vue de cette guérison si prompte, qui amena à Salies cette seconde personne.

Obs. II. — Tumeur blanche du genou à l'âge de 7 ans, ayant laissé à la suite une demi-ankylose avec atrophie secondaire de la jambe. Rechute seize ans après, à la suite de couches. Tendance à l'adyposité.

Une saison de trente bains a ramené un certain état de tonicité dans les muscles et a permis à cette personne de marcher plus facilement.

Dans les autres cas d'ostéo-arthrites localisées au coude, au poignet ou aux articulations métatarso-phalangiennes, les résultats ont été d'autant plus favorables que l'affection était moins ancienne, et était caractérisée par des lésions moins étendues.

b). — Coxalgie

On peut répéter ici ce que nous avons dit antérieurement pour les arthrites, pour les tumeurs blanches des autres articulations. Le processus est le même, avec cette différence toutefois que, siégeant dans cette grande articulation qui commande pour ainsi dire tout le membre inférieur, ce processus amène un retentissement beaucoup plus considérable sur tout le reste de l'organisme. D'après le Professeur Lannelongue(1), la lésion de

(1) *Coxo tuberculose*. Paris 1888.

la coxalgie siège primitivement dans l'os, et presque toujours dans la tête du fémur. Les lésions de la synoviale et de la capsule sont secondaires au même titre que les lésions des nerfs et des muscles que l'on observe au voisinage de l'articulation malade, au même titre que les luxations, les abcès froids, etc., et les déformations qui se produisent à une période plus avancée de la maladie. Dans l'évolution de cette maladie si longue, si grave, on peut considérer trois périodes :

La période du début est lente et insidieuse, avec de longues périodes de rémission qui laissent souvent les parents dans une tranquillité trompeuse et redoutable par ses conséquences. La boiterie intermittente, puis définitive, les douleurs spontanées ou provoquées dans la hanche ou dans le genou, la contracture, surtout celle des adducteurs de la cuisse, l'atrophie musculaire et l'empâtement de la région sont les premiers symptômes de cette période. La maladie peut s'arrêter à cette période, si le malade est convenablement soigné. Dans le cas contraire, la maladie passe à la seconde période et à la troisième période. Ce sont alors des crises de douleur violente, en même temps que le membre malade prend des attitudes spéciales, vicieuses, qui dégénèreront en une infirmité définitive, si l'on n'intervient pas utilement et à temps.

Dans cette seconde période et dans la troisième, on voit survenir assez souvent des suppurations avec ou sans fistules, des luxations spontanées, etc., qui non seulement compliquent la maladie, mais exercent sur l'état général une influence qu'il est inutile de spécifier davantage.

Suivant la succession plus ou moins rapide de ces trois périodes, suivant la prédominance de tel ou tel symptôme, la maladie peut présenter des formes variées, mais ce qu'il faut bien savoir, c'est que la coxalgie est une maladie longue, fort longue, avec des périodes de rémission si complète qu'on croit l'enfant guéri. De plus, c'est une maladie dont la rechute est fréquente, aussi est-il du plus haut intérêt de la soigner avec patience et dès le début. Le traitement a la plus haute importance, car de lui peut dépendre la guérison complète, au début, la suppression des attitudes vicieuses à une époque plus éloignée, la guérison de la suppuration et des fistules, si la maladie a atteint cette période. Le repos absolu dans le décubitus horizontal, sur un plan horizontal ou dans la gouttière de Bonnet, est l'indication essentielle et urgente de la façon la plus absolue, et cela, jusqu'à complète guérison de la maladie, dût-elle durer plusieurs années. L'extension continue, la ponction ou l'incision des abcès, etc, trouveront leur application suivant les cas.

Une seconde indication aussi capitale que celle de l'immobilisation au début de la maladie, est celle d'empêcher la débilitation du malade par une médication tonique et reconstituante, et par le choix d'un séjour qui permette d'allier à un climat salutaire une balnéation reconstituante. « Ce sont des considérations de même « ordre qui doivent décider le choix des localités ther- « males. On conseillera les stations de Bourbonne, « d'Uriage, de Bourbon-l'Archambault, Salies, et, par- « dessus tout, les eaux puissantes de Salies-de-Béarn, « qui réunissent toutes les conditions requises pour « l'habitation durant les deux tiers de l'année. » (Lannelongue.)

Tels sont les principes théoriques. Les observations que nous allons publier ici donneront une idée des résultats importants qu'on peut obtenir, à Salies en particulier.

Cette première observation sera courte.

Obs. — C'est celle d'une fillette d'environ 10 ans, soignée par M. le professeur Trélat. Coxalgie du côté gauche qui n'a présenté que des symptômes peu accentués. Une boiterie très légère et une douleur légère au niveau de l'article malade, léger empâtement dans la fossette sacro-iliaque et atrophie des muscles de la fesse du même côté.

Pas d'autres symptômes et très bon état général. La maladie date d'un an environ.

Bien soignée dès le début, la malade a été mise dans une gouttière de Bonnet, qu'elle n'a quittée qu'après une première saison à Salies. L'amélioration a été très nette, et l'année suivante, après une deuxième saison, l'enfant marchait sans la moindre claudication. L'affection, il est vrai, avait pris une forme très bénigne.

Tout autre a été le début de la coxalgie chez cette autre enfant, un peu plus jeune que la première. Chez elle, l'influence des eaux de Salies a été des plus nettes, car elle a été immédiate et très salutaire à la malade. Il s'agit encore d'une malade de M. le professeur Trélat.

Obs. — Comme antécédents de famille, je n'ai à signaler que l'existence d'une kératite lymphatique chez une petite sœur de la malade. A l'arrivée à Salies, la coxalgie datait de dix-sept mois.

Au début, la maladie s'était accusée par de la fatigue après les moindres courses, et aussi par des cris nocturnes ; la malade parlait, grognait, et plus tard poussait de véritables cris. Le jour, au contraire, elle n'accusait aucune douleur. Au bout de peu de temps la claudication apparut et les douleurs s'accentuèrent. Immédiatement on fit placer l'enfant dans une gouttière de Bonnet. Les douleurs disparurent, mais les cris nocturnes persistèrent.

Pas de fièvre, pas de diarrhée; quelquefois des nausées et des vomissements.

Six mois après, on fait sortir l'enfant de la gouttière. A ce moment il y avait une certaine différence de longueur entre les deux membres inférieurs, l'enfant boitait; il n'y avait pas de sensibilité au toucher, mais les cris nocturnes persistaient; amaigrissement progressif de la malade.

Six mois après encore, c'est-à-dire quatorze mois après le début de l'affection, le Professeur Trélat, consulté pour la première fois, fait reprendre l'usage de la gouttière de Bonnet. A ce moment il y avait une ensellure considérable, le membre malade était rétracté en flexion sur le bassin; il y avait une sensibilité extrême de la région au toucher et dans les mouvements; pas de fièvre.

On envoie la malade à Salies dans l'état suivant :

État général mauvais ; enfant amaigrie, très chétive et très nerveuse; peau rude, sèche, terreuse; murmure respiratoire normal, pas de toux, aucun signe de localisation pulmonaire.

Appétit très médiocre, selles régulières, urines claires sans sucre ni albumine. Température axillaire 37°; sommeil très agité; cris nocturnes.

Le membre malade est en état d'extension complète, sans raccourcissement du membre.

Sensibilité si accusée de la région que le premier examen est très difficile ; douleur extrême au pli de l'aine en arrière et en dedans au niveau du petit trochanter. La percussion du talon et du grand trochanter n'est pas douloureuse. La flexion du genou est très douloureuse; les mouvements d'abduction du membre sont impossibles; l'ensellure est très accentuée; la fossette sacro-iliaque est complètement effacée.

La peau du membre malade est épaissie comparativement à celle du côté sain, et cela sur toute la longueur du membre.

Atrophie des muscles de tout le membre et de la fesse.

Le pli de l'aine est effacé, et l'on constate à ce niveau un empâtement très appréciable légèrement dur, sans fluctuation.

A partir du quatrième bain salé, les cris nocturnes ont cessé pour ne jamais reparaître. Le sommeil est devenu parfait, et il a été facile d'examiner la malade, qui n'éprouvait plus ni l'appréhension, ni la sensibilité des jours précédents.

Après le quinzième bain, l'état général était devenu de beaucoup meilleur, la face commençait à se remplir, le teint était frais et clair, l'appétit et le sommeil excellents.

L'hyperesthésie avait totalement disparu; les mouvements de l'articulation malade étaient plus libres, mais l'abduction encore assez limitée. Le genou avait recouvré en partie sa flexibilité.

Toutefois les réflexes, étaient encore exagérées du côté malade ; la peau encore épaisse, mais avait perdu cet aspect de rudesse et de sécheresse qu'elle avait au début. L'atrophie persistait.

Il n'y avait aucune suppuration, et au contraire l'empâtement de la région inguinale avait disparu. Il y avait donc une très grande amélioration.

Un mois après, l'empâtement inguinal et sciatique a diminué encore, et le pli inguinal se creuse sensiblement. Toutefois l'artère fémorale est encore un peu saillante, le pli fessier est encore abaissé; l'ensellure a diminué; urines claires, appétit médiocre, un peu de constipation, mais excellent état général.

Comme on le voit, l'influence des eaux de Salies sur l'état de cette enfant a été considérable au point de vue général (sur le sommeil, l'appétit et l'amaigrissement), et au point de vue local (disparition des douleurs de la sensibilité et résorption des infiltrations plastiques péri-articulaires). L'état de la malade s'est maintenu dans cette voie et de plus s'est amélioré, car la malade a été revue plusieurs fois, et, si elle n'est pas guérie, il est évident que la maladie n'a plus l'évolution désastreuse qu'elle avait prise au début.

Ces deux observations sont nettes et montrent tous les bénéfices que les malades peuvent tirer des eaux de Salies, lorsqu'ils y sont envoyés assez tôt, et au début de leur affection. Il me serait possible de citer d'autres cas, mais ils ne seraient ni plus ni moins probants que ceux qui précèdent.

Dans un autre cas, bénin celui-là, mais à une période plus avancée de la maladie (coxalgie avec flexion et immobilisation sans ankylose complète), le traitement a eu une très heureuse influence sur l'éréthisme nerveux de l'enfant et sur la tonicité générale de son organisme. L'amélioration de la lésion locale a été fatalement plus restreinte.

Des quatre personnes atteintes de coxalgie suppurée mentionnées plus haut, la première doit certainement la vie aux eaux de Salies. Une seconde a été prise, au sixième jour du traitement, de symptômes de tuberculose bulbaire, après avoir traîné pendant douze ans une ostéo-arthrite de la hanche avec ankylose coxo-fémorale et trajets fistuleux multiples. Les deux autres malades, dont le début de l'affection remontait à dix ans et à treize ans et était compliquée d'abcès et de fistules, ont éprouvé une certaine amélioration. La suppuration s'est modifiée sous l'influence de ces eaux, qui sont à la fois antiseptiques et irritantes, et un certain nombre de trajets se sont fermés en même temps que les muscles dégénérés reprenaient un degré de tonicité qu'ils avaient depuis longtemps perdue. Quels maux n'aurait-on pas évité à ces malheureux si on avait su ou pu les envoyer à Salies dès le début de leur affection!

c). — Mal de Pott

Comme la coxalgie, l'histoire du mal de Pott a subi une évolution analogue. Dans deux mémoires, P. Pott, chirurgien anglais (1782), avait décrit les formes cliniques de cette affection. Dupuytren, Delpech, invoquent l'existence d'une carie vertébrale pour expliquer ces phénomènes morbides, mais c'est Nélaton, en 1836, qui montre que dix-neuf fois sur vingt le mal vertébral reconnaît pour cause l'affection tuberculeuse des vertèbres. Les recherches récentes de Lannelongue, de Kiener et Poulet en France, de Volkmann en Allemagne, démontrent que le mal vertébral, carie osseuse, ostéite, polyarthrite, etc., sont l'expression d'une même lésion : les tubercules des vertèbres.

Cette maladie se caractérise par un ensemble de phénomènes qui varient suivant que la lésion règne au cou, à la région dorsale ou à la région lombaire, suivant que cette lésion est antérieure ou postérieure, qu'elle est plus ou moins ancienne, etc. Les crises douloureuses ou convulsives, la contracture des muscles, torticolis ou lumbago en sont les premiers symptômes ou quelquefois le début est tellement insidieux que la déformation de la colonne vertébrale est le premier signe qui apparaisse. Avec la gibbosité, les troubles du côté de la station et de la marche, les symptômes nerveux (paralysies contractures, épilepsie, ataxie symptomatique, troubles trophiques), les abcès migrateurs, etc., sont les principaux symptômes de la période d'état, et sur le tableau desquels nous n'avons pas à insister davantage. D'ailleurs, nous ne pourrions répéter que ce que nous avons déjà dit à propos de la coxalgie; mais ce que l'on ne peut trop redire, c'est que cette maladie offre aussi des périodes de rémission trompeuse, et sa durée dépend surtout de la période à laquelle le traitement a été régulièrement institué. Si l'on peut assister au début de l'affection et intervenir à temps, la guérison peut se faire en quelques mois, sinon il faut compter par années l'évolution totale du mal de Pott.

Le traitement peut donc avoir une influence heureuse sur la terminaison, s'il a été précoce et judicieux. Il a une importance aussi grande au point de vue des complications de la maladie, que l'on peut atténuer et souvent enrayer en intervenant utilement.

L'immobilisation sur un plan horizontal est l'indication immédiate, précise, urgente, indispensable. La révulsion, le traitement des complications et la médication interne réparatrice pour l'état local, reconstituante pour l'état général, sont les principales indications à remplir.

Au point de vue de l'influence des eaux de Salies sur le mal de Pott, il faut en étudier les résultats suivant la période plus ou moins avancée de la maladie. Tous les malades qui ont été soumis à notre observation à

Salies ont retiré de l'usage des bains de Salies de très bons résultats, soit au point de vue des phénomènes d'ostéite proprement dits, au point de vue des phénomènes de suppuration ou de trajet fistuleux, au point de vue des phénomènes nerveux surtout, soit enfin au point de vue de l'évolution de la maladie. Voici un résumé rapide de quelques observations sur ce sujet.

Chez ces malades l'affection datait de 1 an, 6 mois, de 2 ans, de 9 ans, de 1 an 1/2, de 2 ans, de 8 mois. Elle s'est présentée et a évolué de la façon suivante :

En voie de guérison.	Enfant de	6 ans.	M. D.-lomb.	Pas d'abcès.	8 mois.
En voie de guérison.	—	11 ans.	Dorsal.....	Pas d'abcès.	1 an.
En voie de guérison.	—	10 ans.	Dorsal.....	Pas d'abcès.	6 mois.
Etat stationnaire..	—	20 ans.	Dorsal.....	3 abcès.....	13 ans.
?	—	4 ans.	Dorso-lomb.	Abcès......	3 ans.
Guérison	—	?	Cerv.-dorsal	Pas d'abcès.	1 an 1/2.
Guérison.........	—	5 ans.	Cervical ...	Pas d'abcès.	2 ans.

Obs. — Lymphatique gras, bien portant, sans antécédents héréditaires ni personnels. Mal de Pott dorso-lombaire ayant débuté huit mois auparavant, peu de crises de lumbago durant quelques heures à peine, disparaissant par le repos. A ce moment pas la moindre saillie vertébrale. L'enfant est mis dans une gouttière et un mois après on constate une saillie anormale de la colonne dorso-lombaire. Pas d'abcès, pas de lésions viscérales, pas de douleur dans les mouvements. Ostéo-périostite des parties latérales gauches des vertèbres malades : Contracture musculaire de ce côté.

Sous l'influence du repos en gouttière, des saisons répétées de Salies, la maladie a continuellement marché vers la guérison. L'inflammation osseuse a rétrocédé, les douleurs n'ont jamais reparu. L'état général est resté excellent.

Obs. — Chez un autre enfant, les progrès ont été plus manifestes encore. Mal de Pott ayant débuté huit mois auparavant, caractérisé par épaississement des masses latérales des tissus malades, avec saillie médiane rouge, chaude, douloureuse. Gibbosité avec contracture musculaire, surtout marquée du côté gauche. Tempérament nerveux, pâle, fatigué. Crises de fièvre et de vomissements.

Les bains de Salies ont fait disparaître une notable partie de la gibbosité. Les phénomènes d'ordre inflammatoire sont rétrocédés et depuis plusieurs mois l'enfant n'a plus présenté les crises de douleur, de fièvre et de vomissements qui avaient marqué le début de la maladie. L'état général s'est amélioré, comme l'état de la région malade, dès la première saison de Salies et s'est maintenu excellent depuis cette époque.

Obs. — Chez un autre malade le mal de Pott cervical avait occasionné peu de déformation vertébrale, mais, en revanche, le malade présentait un état nerveux indescriptible. Délire, colère, accès nerveux, vivacité extrême dans tous les mouvements. Crises nerveuses dans les maxillaires.

Les bains de Salies ont corrigé cet état nerveux et amélioré l'état général en rendant l'enfant moins excitable.

Obs. — Dans un autre cas, de mal de Pott cervico-dorsal, les crises nerveuses accompagnées de troubles de parésie, de sensibilité, très complexes, ont été aussi modifiées d'une façon très sensible par le même traitement, commencé vers le quinzième mois de la maladie.

Dans tous ces cas, le résultat a été assez favorable pour que les malades aient regretté de ne pas être venu à Salies plus tôt, c'est-à-dire à une période moins avancée de la maladie.

Dans le mal de Pott, accompagné d'abcès avec ou sans fistules, le traitement doit être de beaucoup plus prolongé, car il est évident que l'amélioration ne peut être que plus lente à obtenir. Mais il nous faut répondre ici à une objection que l'on formule quelquefois contre le traitement de Salies et qui paraît fort peu logique : « Les eaux de Salies amèneraient dit-on, le développement des abcès dans le mal de Pott? » Mais le mal de Pott lui-même, en dehors de tout traitement, entraîne la formation d'abcès. Pourquoi mettre au compte du traitement ce qui appartient au génie même de la maladie. D'ailleurs, les observations précédemment citées répondent à cette objection, car les malades en question ont fait à Salies plusieurs saisons et n'ont jamais eu traces de suppuration.

AFFECTIONS GÉNITO-URINAIRES

Dans les affections des organes génito-urinaires, chez la femme comme chez l'homme, on trouve encore l'influence du tempérament lymphatique. On sait depuis longtemps que l'on peut établir entre ces divers cas d'une même maladie des distinctions qui tiennent non seulement à la nature même de l'élément morbide, mais au terrain sur lequel se fait l'évolution pathologique. Or d'après cette loi il est évident que certaines métrites, comme certaines épididymites, ou encore un certain nombre d'uréthro-cystites ont une évolution spéciale qui les distinguent absolument et de la métrite ou de l'épididymite chronique d'une part, de la métrite ou de l'épididymite tuberculeuse d'autre part. Cette évolution particulière elles la doivent au tempérament lymphatique de l'individu qui est atteint. Les causes de l'affection restent les mêmes : blennorrhagie, traumatisme, cautérisations, etc., etc. Le début de la maladie même peut être aigu ou lent, se caractériser par ses symptômes ordinaires, mais la terminaison se fait attendre. On annonce aux malades une guérison prochaine et définitive, et plusieurs semaines se passent sans que l'état se soit en rien modifié, ni aggravé, ni amélioré. Le pronostic, que l'on avait déclaré bénin, commence à s'assombrir, si l'on ne prononce pas le nom de tuberculose ce n'est que tout juste. Cependant la maladie guérit au bout d'un temps plus long qu'on ne l'avait cru au début, mais sans avoir ni les conséquences pathologiques, ni non plus présenté la gravité du pronostic de l'affection tuberculeuse proprement dite. Sans doute le tempérament lymphatique, l'inflammation constituent un terrain favorablement prédisposé à l'évolution tuberculeuse. Mais celle-ci peut ne pas se faire et les malades, par des soins appropriés, guérir de cette fâcheuse prédisposition.

Tous ces malades, femmes ou hommes, sont des lymphatiques : on ne peut pas dire qu'ils soient tuberculeux, car ils peuvent ne jamais le devenir. De même, leurs affections sont d'évolution purement lymphatique.

L'étude de la tuberculose génito-urinaire chez l'homme a été très bien faite par Dufour en 1854, et surtout par P. Reclus dans sa thèse en 1876. Ce dernier auteur a différencié avec soin les inflammations chroniques des inflammations tuberculeuses, mais sans indiquer, autant que nous avons pu en juger, toutefois, l'influence du tempérament sur la marche de l'affection. Dans les quelques recherches, malheureusement restreintes, qu'il nous a été donné de faire sur cette question, nous n'avons trouvé nulle part l'indication précise de cette variété clinique et pathologique. Toutefois, dans l'article *Blennorrhée* du dictionnaire Jaccoud, le Professeur Fournier a indiqué une variété spéciale qu'il décrit sous le nom de variété pseudo-tuberculeuse.

Cette description se rapproche évidemment des cas que nous citerons plus loin; mais l'influence que le lymphatiatisme a pu avoir sur l'évolution des lésions anatomiques n'est nullement indiquée. Dans l'article de mon excellent ami Walther (1), il n'est pas fait mention de cas de ce genre. Enfin, dans les diverses communications du Professeur Verneuil, ou celles de M. Montaz sur l'hybridité blenno-tuberculeuse, il n'est pas fait mention d'observations de ce genre.

Au point de vue du traitement, les indications thérapeutiques sont assez restreintes. En dehors des cas où la tuberculose, très nettement localisée, permet l'abla-

---

(1) Walther. — *Testicule, dict. Jaccoud.*

tion de l'organe, le traitement médical doit être poursuivi avec persévérance. M. Bouisson avait insisté sur l'efficacité des bains de mer, qu'il recommandait instamment, à condition que l'intégrité du poumon soit parfaite. Au même titre, notre excellent maître Bouilly recommande les eaux chlorurées fortes(1).

On retrouvera plus haut une observation de métrite lymphatique. Comme nous nous proposons d'écrire un chapitre spécial sur les affections utérines, nous retrouverons plus loin l'occasion de reprendre cette question avec faits à l'appui. Nous nous contenterons donc de résumer ici quelques faits relatifs au sexe masculin.

Obs. — Malade présentant quelques attributs du lymphatisme du côté du périoste et de la peau qui ont récidivé à plusieurs reprises; fistule borgne externe guérie au thermocautère; phénomènes de rétention d'urine et d'épididymite subaiguë consécutives à une leucorrhée revenue à l'état aigu. Chez ce malade, le testicule était normal; peu de liquide dans la tumeur vaginale, mais l'épididyme était resté extrêmement gros dans toute sa longueur, peu dur mais très sensible. L'anse de l'épididyme était nettement isolée du testicule. Il n'y avait pas de bosselures ni dans l'épididyme, ni dans le cordon. Rien du côté de la prostate ni des vésicules séminales. Pas de signes de tuberculose pulmonaire.

Cet état datait de plusieurs mois, sans aucune tendance à la régression, et ne déterminant chez le malade qu'un peu de gêne et de fatigue. Cette inflammation subaiguë n'avait pas subi la résolution progressive des épididymites ordinaires, mais ne présentait pas non plus les caractères anatomo-pathologiques ni pronostiques de la tuberculose génitale.

Ce malade, qui dans une saison antérieure avait vu guérir les accidents cutanés et périostiques, était, avec raison, venu refaire une saison à Salies. Il en est parti débarrassé de toutes ses misères.

(1) Bouilly. — *Traité de path. externe.*

Obs. — Un autre malade, petit, faible et très délicat, présentant à la fois des signes de lymphatisme et des déformations rachitiques, avait eu à plusieurs reprises des hémorragies rectales et nasales; de plus, nervosisme accentué avec accès d'hystérie, peu fréquents il est vrai. L'hiver précédent, un rhume l'avait fatigué pendant quelques jours, mais son médecin, le Dr Havage, n'avait pas constaté de signes de lésions du côté de la poitrine, sauf de la faiblesse du murmure respiratoire et quelques râles muqueux intermittents au côté gauche; pas de fièvre, pas d'expectoration, pas d'hémoptysie. Leucorrhée et épididymite subaiguë présentant les caractères d'une inflammation torpide; pas de signes de tuberculose génitale.

En résumé, état général très peu satisfaisant et lésions locales subinflammatoires, torpides. Il n'est guère possible de donner ici toutes les notes que m'a remises ce malade, très intelligent et très soigneux. On verrait jour par jour les modifications qu'il a subies à Salies.

Après vingt-cinq bains, le Professeur Dupré, de Montpellier, a pu constater qu'au sommet du poumon gauche le murmure respiratoire était normal et ne présentait aucun des signes qui avaient primitivement inquiété le malade. Les phénomènes d'induration épididymaire et de cystalgie avaient disparu et l'état général s'était complètement modifié. Plusieurs mois après la cure, l'état de santé du malade était resté excellent.

Dans ces deux cas, la guérison a été immédiate et radicale : l'affection, soignée dès le début, a cédé rapidement à un traitement énergique par les eaux chlorurées sodiques fortes.

Dans la tuberculose génitale vraie, ce traitement exige plus de soins et plus de temps, mais il donne encore d'excellents résultats. Depuis deux ans, nous suivons six malades atteints de cette affection. L'un a été complètement guéri, mais après avoir fait à Salies plusieurs saisons. Un autre jeune enfant a éprouvé une amélioration très notable : disparition de la fatigue générale, disparition de la cystalgie et des élancements douloureux. Chez un autre malade, les hémorragies sont devenues de plus en plus rares. Les mictions ont diminué de fréquence, les douleurs qui les accompagnaient ont disparu, les indurations épididymaires ont diminué de volume et les granulations tuberculeuses semées sur l'épididyme et le cordon avaient subi une évolution qui permettait de prévoir une résorption prochaine.

Un des avantages les plus importants du traitement de Salies, c'est de remontrer en même temps l'état général des malades. A côté de l'action purement topique résolutive et cicatrisante, pour ainsi dire, il y a une action très marquée sur le relèvement des forces du malade. Ces malades qui peuvent à peine marcher, ce dernier qui avait des syncopes assez fréquentes, reprennent assez rapidement les forces musculaires suffisantes pour pouvoir faire des marches de quatre et six kilomètres.

Dans d'autres cas, on observe des suppurations plu ou moins profondes, anciennes et quelquefois multiples. L'ouverture des points fluctuants les transforme en abcès ordinaires, et l'eau de Salies, à la fois légèrement caustique et antiseptique, amène la cicatrisation rapide de ces foyers, en activant la résolution des indurations inflammatoires qui avaient persisté dans l'organe malade. Des trois ou quatre malades arrivés à cette période de la maladie, pas un n'a fait exception à cette règle.

Mais il y a un point sur lequel il faut insister, car il a une grande importance au point de vue du pronostic et de la direction du traitement, à Salies comme ailleurs : c'est la présence de l'albumine dans l'urine. Si l'albumine est secondaire et due à l'affluence des leucocytes dans la vessie, le traitement de Salies, qui augmente la quantité des urines en vingt-quatre heures, pourra marcher facilement et l'albumine disparaîtra avec les autres symptômes de l'affection primitive. Mais si au contraire l'albumine relève d'une altération du parenchyme rénal, il faudra se méfier des poussées congestives trop fortes qui pourraient se produire de ce côté, et ne faire suivre le traitement qu'avec beaucoup de prudence.

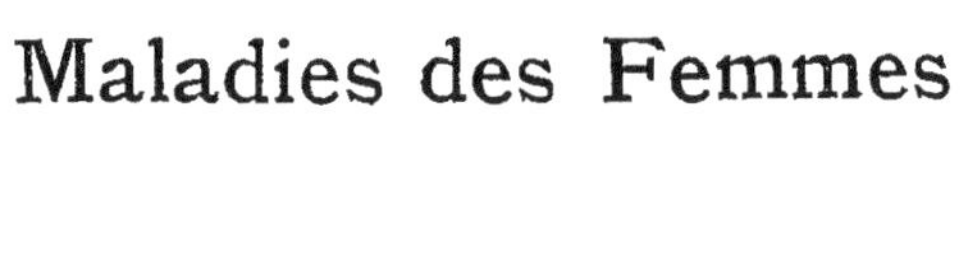

Maladies des Femmes

Maladies des Femmes

I. INDICATIONS GÉNÉRALES

L'enseignement de la pathologie permet de ranger les divers états morbides d'une même maladie sous une forme didactique qui en facilite la lecture : le progrès des études anatomo-pathologiques a rendu, de nos jours, la tâche plus facile encore, et les diverses maladies ont trouvé une classification toute naturelle fondée sur le siège même des lésions. Malheureusement, si l'on veut exposer des observations cliniques sans faits anatomiques à l'appui, la tâche devient plus ardue et la classification plus difficile, surtout en matière de gynécologie; rarement chez le malade, ou plutôt chez la malade, la lésion est unique et localisée; elle est souvent partie d'un point pour se propager sur les organes voisins, ou retentir sur le système nerveux, ou le système circulatoire dont ces organes sont tributaires. Souvent la lésion est de vieille date, et la maladie est chronique (ce qui est la règle quand on soumet la malade à un traitement balnéaire), en sorte que la classification des faits observés devient extrêmement difficile. Tantôt, par exemple, ce sont les symptômes de l'endométrite qui domineront la scène, mais d'autres phénomènes indiqueront que les trompes ne sont pas indemnes, et que les ovaires ont ressenti l'effet de ces lésions de voisinage. D'autres fois, au contraire, l'utérus sera le siège d'une métrite chronique, mais les lésions ovariennes prédomineront au contraire avec tout leur cortège de phénomènes nerveux habituels, douleurs, crises nerveuses, vomissements, etc. En réalité, les faits cliniques offrent une complexité symptomatique facile à suivre pour un observateur consciencieux : ils ne sont pas aussi faciles à classer et échappent à une exposition didactique.

Aussi, avant de passer à l'étude des diverses observations que nous avons à publier, croyons-nous utile de rechercher les résultats qu'on peut obtenir à Salies dans les diverses affections spéciales à la femme, suivant la prédominance de tel ou tel symptôme important. Ce sera en même temps une réponse aux questions pour lesquelles les malades ne se lassent pas de consulter le médecin.

II. — OBSERVATIONS CLINIQUES

Ovulation et Menstruation

A l'état normal : l'enfant devient jeune fille le jour où les ovaires, ayant acquis leur développement complet, sont aptes à remplir les fonctions physiologiques qui leur sont dévolues par la nature : c'est l'âge de la puberté. Sans aucune importance physiologique jusqu'alors, l'ovaire devient à ce moment pour la femme un organe essentiel et presque dominateur, pour ainsi dire, car l'économie tout entière se ressentira de la liberté ou de la gêne apportée à l'accomplissement de ses fonctions.

A l'état physiologique ordinaire, l'ovulation se traduit par l'apparition des règles, du côté des organes génitaux, et par l'apparition d'un certain état nerveux du côté de l'organisme tout entier. Ces phénomènes réapparaîtront à chaque ovulation, c'est-à-dire pendant toute la durée de la puberté.

Mais si les choses se passent ainsi la plupart du temps, il peut en être autrement, sans qu'il y ait état de maladie; c'est ainsi que les phénomènes nerveux, qui sont très marqués chez certaines femmes. manquent totalement chez un grand nombre. De même l'ovulation peut se faire très normalement, sans qu'il y ait la moindre apparition de règles, et la preuve c'est qu'il y a des femmes qui ont pu être fécondées sans avoir eu traces de règles, ou d'autres qui ont eu des enfants avant l'apparition de leurs époques ou après l'âge de la ménopause. Schrœder admet que l'ovulation et la menstruation n'ont pas d'effets réciproques, mais son les deux effets d'une seule et même cause.

Les opérations d'ovariotomie double ont ramené l'attention sur cette question.

Négrier, Gallard disaient : « Sans ovaire, pas de menstruation ». Les opérations de Péan, Kœberlé, Terrillon, etc., paraissent prouver en faveur de cette théorie, mais d'autres opérations du même genre, faites par Terrier, ont montré que les règles pouvaient persister après ablation complète et radicale des deux ovaires. Les règles peuvent donc avoir lieu sans ovaires et sans ovulation.

En réalité, le menstruation n'a plus l'importance physiologique qu'on lui accordait autrefois, et qu'on lui attribue encore aujourd'hui dans le monde.

En quoi consiste la menstruation ? Dans chaque ovaire les ovules sont logés dans une cavité spéciale appelée ovisac ou follicule de de Graaf. A chaque mois les parois de ce sac se gonflent, se tuméfient, se congestionnent, se rompent et l'ovule s'échappe pour chemine dans la trompe et l'utérus. Avec l'ovulation se fait l'apparition des règles, et les trompes utérines, l'utérus, l vagin sont le siège d'une congestion active, artérielle analogue à celle qui se passe dans l'ovaire. Nous n'avons pas à rappeler toutes les discussions qui ont eu lieu sur les modifications anatomo-physiologiques qui se produisent à ce moment. Il y aurait une désintégration de la muqueuse de l'utérus qui, se faisant cellule par cellule commencerait à l'orifice interne et se propagerait à la fois en surface vers le fond de l'utérus, et en profondeur vers la couche musculaire. Cette désintégration atteignant les parois vasculaires, amènerait la ruptur des vaisseaux et l'hémorragie menstruelle. D'autres auteurs admettent qu'il y a élimination des couches su perficielles de la muqueuse. De Sinety, se fondant sur l'analyse du liquide menstruel (globules blancs, éléments embryonnaires, cellules pavimenteuses), n'admet même pas de désintégration superficielle de la muqueuse utérine. Comme on le voit, la question est encore assez obscure.

D'après Schrœder, la menstruation normale commence vers 15 ans et cesse à 45 ans, et plus tardivement encore dans la classe riche.

D'après les tableaux d'Emmet, établis sur un examen d'environ deux mille cas, le début de la menstruation se ferait le plus fréquemment à 14 ans ; ensuite à 13 ans, à 15 ans, 16 ans, 12 ans, 17 ans, 11 ans, 18 ans, 19 ans, 10 ans, 20 ans, 21 ans, 23 ans.

D'ailleurs, on aurait à tenir compte de l'influence du climat, des habitudes, de la vie à la campagne ou à la ville, et même des saisons, les premières règles apparaissant le plus souvent d'avril à juillet.

La régularité dans les époques s'observe chez 72 0/0 des femmes examinées depuis l'apparition de leurs règles, 18 0/0 deviennent régulières dans une période d'environ dix-huit mois, 8 0/0 ne le sont jamais. Le mariage et la grossesse sont les meilleurs auxiliaires, dans bien des cas, à la régularisation de ces fonctions. La durée moyenne du flux menstruel est de quatre jours environ ; mais cette durée est très variable suivant que la femme se marie, devient mère, ou reste stérile. De même il peut y avoir, même à l'état normal, de grandes variations dans la durée de l'époque mais aussi dans la quantité du sang perdu, etc.

1° ANOMALIES DE LA MENSTRUATION

Les troubles de la menstruation ne sont que des symptômes qui peuvent appartenir aux maladies les plus diverses. Mais comme ils présentent un certain nombre de traits communs, il sera peut-être utile de les indiquer dans leur ensemble.

a). — Aménorrhée

Aménorrhée ou absence de règles est un cas assez fréquent chez les jeunes filles envoyées à Salies. Rarement l'aménorrhée est permanente, car peu souvent on observe un arrêt de développement de l'utérus ou des ovaires ; au contraire, l'aménorrhée transitoire est très fréquente, et nous en avons observé un assez grand nombre de cas. Cet état pathologique, qui peut-être la conséquence d'un état général sérieux, phtisie, fièvre typhoïde, maladies du cœur, s'observe souvent chez les jeunes filles chloro-anémiques ou lymphatiques. La cause première réside surtout dans l'appauvrissement du sang et dans l'atonie des tissus en général.

Souvent aussi, les malades attribuent cet état à une émotion vive, frayeur ou à un refroidissement ; en réalité, ces causes ne sont qu'occasionnelles et n'agissent que sur les malades prédisposées. Chez ces jeunes malades, l'aménorrhée peut exister seule ou coïncider avec d'autres symptômes, tels que la leucorrhée, troubles nerveux généraux, ou encore des hémorragies dites supplémentaires, se faisant par la bouche, le nez, poumon, estomac, intestin, etc. L'influence des eaux de Salies sur cet état a été manifeste dans un certain nombre de cas. Une jeune fille de 16 ans, lymphatique, ayant des crises nerveuses, de la leucorrhée et de l'aménorrhée depuis six mois, a vu ses règles réapparaître au milieu du traitement balnéaire. Une autre personne chloro-anémique ayant des époques très irrégulières, a eu ses époques régulières pendant et après la saison. Une enfant de 12 ans a vu ses époques apparaître pour la première fois après le huitième bain. Ce sont d'ailleurs des résultats assez connus pour qu'il n'y ait pas à insister autrement.

Dans d'autres cas, l'aménorrhée est absolument physiologique, et s'observe dans la grossesse et l'allaitement. La grossesse est-elle une contre-indication au traitement de Salies? Nous ne le croyons pas. Voici quelques faits à l'appui de cette assertion :

Une femme atteinte de périmétrite après avoir eu plusieurs enfants, vient à Salies, quelques jours avant le moment présumé de ses époques. Elle commence son traitement, ressent quelques phénomènes nerveux qu'on pouvait aussi bien mettre sur le compte de la balnéation ou de la périmétrite : mais les règles ne viennent pas à l'époque voulue, et la malade finit son traitement de trente à quarante bains, sans que celles-ci aient paru. Neuf mois après, cette personne accouchait d'un enfant superbe.

Une autre personne commence son traitement, et au bout de quelques jours s'aperçoit qu'elle est enceinte de trois semaines environ. La grossessese passe normalement; de même chez une autre femme enceinte de six mois environ, et qui a accouché à terme, après avoir fait à Salies une saison complète. On peut donc conclure que la grossesse n'est pas une contre-indication à ce genre de traitement, et que les fausses couches qui ont pu se produire (s'il y en a eu toutefois), doivent être imputées à un état morbide antérieur ou concomitant.

Enfin, l'aménorrhée est un des symptômes fréquents

des maladies utérines : dans la métrite aiguë dont nous n'avons pas à nous occuper ici, et dans la métrite chronique où elle alterne avec des hémorragies ou de la leucorrhée. Nous trouverons plus loin de nombreuses observations de ce genre.

b). — DYSMENORRHÉE

La dysmenorrhée ou menstruation douloureuse, difficile, est un autre symptôme fréquemment observé, car il accompagne la plupart des affections utérines, métrite aiguë, métrite chronique, salpyngite, ovarite, les fibromyomes, etc.; tantôt la douleur précède l'apparition des règles, et disparaît avec le flux menstruel, tantôt elle dure pendant toute la durée des époques et même encore après. Nous ne voulons nous occuper ici que d'une forme spéciale de dysmenorrhée, celle que l'on observe chez les jeunes filles au moment de la puberté. Affection très importante, car elle est soixante et onze fois sur cent la cause de la stérilité ou de la mauvaise santé de la femme pendant toute son existence génitale. Emmet (1) insiste très vivement sur la nécessité de soigner cette affection de bonne heure : Si la cause peut en être rapportée au surmenage du système nerveux, il faut supprimer tout travail intellectuel et améliorer l'état général. Mais s'il y a des modifications dans l'écoulement, modifications de durée, de quantité, de qualité, etc., s'il n'y a pas eu de violences, d'arrêt brusque des règles, il faut rechercher la cause de la dysmenorrhée. Et le plus souvent on trouvera qu'il y a une déviation utérine qui en est l'origine, et qui sera le point de départ de complications sérieuses pour l'avenir. « Il y a nombre de cas, dit Emmet, où la femme a dû sa stérilité

(1) Emmet. — *Traité pratique des maladies des femmes.*

ou sa mauvaise santé à la délicatesse mal placée du médecin qui lui donnait ses soins pendant sa jeunesse. » Si, en effet, on veut bien réfléchir un instant que la vie des organes génitaux commence, non pas le jour du mariage, mais le jour de la puberté, on comprendra facilement que, dès le moment de la formation, ces organes peuvent être malades, et qu'il y a tout intérêt à ne pas attendre plusieurs années pour régulariser leurs fonctions.

Dans tous les cas de dysmenorrhée symptomatique d'une affection générale, telle que la chlorose, ou d'une affection d'utérine, métrite chronique, avec ou sans déviation, de fibromes, les eaux de Salies, qui sont sédatives et décongestives, font merveille. On en trouvera plus loin de nombreux exemples. Dans un seul cas, toutefois, il y a eu insuccès complet. C'est chez une jeune fille parfaitement bien portante, ayant des symptômes de dysmenorrhée très régulièrement à chaque époque menstruelle. Mais la jeune fille, n'ayant pu être examinée, il est impossible d'indiquer ni l'origine réelle de cette souffrance, ni la raison de l'insuccès thérapeutique.

c). — Troubles nerveux

En dehors des crises nerveuses générales qui peuvent être la conséquence de la dysmenorrhée ou coïncider avec elle, on observe souvent aussi des crises de douleur du côté de la vessie ou du rectum, et pour lesquelles on envoie fréquemment les malades à Néris. Il est absolument de règle que ces crises douloureuses, quelquefois un peu exagérées pendant la durée du traitement à Salies, disparaissent une fois la cure terminée.

Chez un certain nombre de jeunes femmes fatiguées par des accouchements trop rapprochés, par une vie mondaine trop active, on observe des phénomènes généraux qui indiquent une perturbation profonde du système nerveux, et principalement un état de faiblesse irritable qui se traduit par des symptômes variables, que la menstruation soit ou non altérée ; tantôt c'est une fatigue générale avec un tremblement dans les moindres actions ; irritabilité morale, irritabilité physique.

D'autrefois c'est une *insomnie invincible*, et pour laquelle tous les narcotiques et tous les calmants restent impuissants.

Une jeune femme qui, à la suite de couches et de fatigues répétées, n'avait pu recouvrer le sommeil depuis quatorze mois, a vu son insomnie disparaître dès les premiers bains. Chez une autre personne, le sommeil est revenu mais d'une façon plus intermittente et malgré des bains de Salies forts et fortement additionnés d'eaux-mères. Chez deux autres personnes le succès a été complet.

d). — Hémorragies

Les mêmes affections qui donnent naissance à l'aménorrhée, à la dysmenorrhée, peuvent amener les symptômes d'ordre absolument opposé et causer de violentes hémorragies.

On dit qu'il y a hémorragie quand les règles sont abondantes au point d'exercer un contre-coup fâcheux sur l'organisme (Schrœder). Ces hémorragies sont le signe d'un mauvais état général comme l'hémophilie, le scorbut, l'obésité excessive, le lymphatisme, etc. On les observe dans les maladies générales agissant sur la circulation comme dans les maladies du cœur, du foie ou des reins, mais le plus souvent elles témoignent de l'existence de maladies utérines et particulièrement de fibrômes utérins.

Cette tendance aux pertes excessives est en général corrigée par les eaux de Salies si toutefois il n'y a pas de lésions du côté du cœur ou des reins, et si l'hémorragie est due surtout à une congestion passive des organes du petit bassin sans poussée inflammatoire aiguë, ou à une atonie de ces organes. Car en dehors de l'action tonifiante de ces eaux sur les organes à fibres musculaires lisses, il se produit une action sur le sang lui-même, qui retrouve sa plasticité en même temps que les parois des vaisseaux recouvrent leur tonicité normale.

Cette action complexe des eaux chlorurées sodiques, bromo-iodurées explique également la disparition de la leucorrhée ou catarrhe utérin chez les femmes anémiques, lymphatiques, ou atteintes d'endométrite chronique. Là elle agit en même temps sur l'état local comme un liquide à injection astringent, légèrement caustique et antiseptique à la fois.

Ces divers états d'aménorrhée, de dysmenorrhée ou de menorrhagie peuvent s'observer chez une même malade, et se montrer combinés très diversement. Voici plusieurs observations où le traitement de Salies a eu la meilleure influence :

Obs. — Jeune femme de 29 ans. Règles régulières avant son mariage mais peu abondantes et très douloureuses; nervosité et léger embonpoint; mariée à 20 ans. *Influence néfaste d'un voyage de noces.* Aménorrhée et obésité peu après son mariage; accouchement normal.

A la moindre influence, vertiges, étourdissements, fièvre. Règles très irrégulières alternant avec une leucorrhée abondante. Vaginisme. Utérus gros, col mou violacé. Anteflexion très marquée.

Il est très probable que l'anteflexion, observée sur cette personne, s'est établie avec la puberté; a été le point de départ de dysmenorrhée, tant que la femme est restée jeune fille, et la source de tous les accidents de menstruation et de nutrition survenus à la suite du mariage.

Obs. — Jeune fille réglée à 13 ans, facilement et régulièrement jusqu'à 16 ans. A cette époque les règles n'apparaissent plus que précédées de douleurs durant une demi journée, et cessant avec l'apparition du flux menstruel. Lymphatisme général; pas d'examen local; les bains de Salies ont apporté une certaine amélioration à cet état.

Obs. — Jeune femme ayant eu de l'amenorrhée et de la leucorrhée étant jeune fille, puis plus tard une amenorrhée suivie d'hémorragies abondantes avec caillots; tous ces symptômes sont toujours accompagnés de douleurs plus ou moins violentes. Après le mariage l'amenorrhée plus fréquente a fait croire à des commencements de grossesse. Mais il n'y a eu aucune amélioration dans la menstruation. La tendance à l'obésité s'est accentuée, marquée surtout aux hanches. Utérus gros, lourd, col entr'ouvert sans lésions inflammatoires. Endométrite chronique, peu de retentissement sur les annexes de l'utérus qui ne sont pas douloureuses. Lymphatisme.

L'amélioration a été telle que la malade a pu reprendre sa vie ordinaire peu de jours après son traitement.

2° MÉTRITE CHRONIQUE

La métrite chronique est une affection très commune et qui reconnaît des causes à la fois générales et locales. Comme le fait remarquer M. Bouilly (1), « cette double « étiologie domine les indications du traitement de cette « affection qui appartient autant au ressort médical que « chirurgical ».

La métrite aiguë, les accouchements trop rapprochés, une involution utérine incomplète, l'avortement, excès de coït, fausses couches, sont autant de causes locales qui agissent surtout si elles s'exercent sur un état général mauvais et affaibli. Le lymphatisme, la tuberculose, la chlorose, les fièvres graves agissent comme causes prédisposantes générales, et leur influence est telle que Martineau et d'autres auteurs ont proposé de former un groupe de métrites constitutionnelles.

Nous n'avons pas à faire l'histoire de ces diverses formes de métrite (1); toutefois nous croyons nécessaire de distinguer la métrite chronique, qui est souvent une endométrite, et la métrite parenchymateuse, hyperplasie aréolaire de Gaillard Thomas, métrite interstitielle de de Sinety due à une sclérose circumvasculaire. Plus tard, à propos des fibro-myomes, nous trouverons une forme spéciale d'infiltration myomateuse généralisée à toutes les parois de l'organe. En réalité, ces divers processus morbides reconnaissent les mêmes causes et ont, sinon des lésions identiques, au moins une symptomatologie qui présente, en bien des points, des caractères communs.

Les symptômes peuvent se résumer en quelques mots : leucorrhée plus ou moins abondante alternant avec des

---

(1) Pathologie chirurgicale.

hémorragies; règles irrégulières avec coliques et douleurs; sensation de pesanteur, de tiraillements; irradiations douloureuses; troubles gastriques; troubles nerveux; retentissement du côté de la vessie; cystalgie; dysurie; ou du côté du rectum, constipation, ténesme, entérite glaireuse.

A côté de ces symptômes généraux, il y a des signes physiques que le médecin reconnaît par l'examen direct des organes malades, et que l'on trouvera suffisamment indiqués dans les observations qui vont suivre.

Mais le point sur lequel il faut insister spécialement, c'est que l'état général qui a pu être, par sa faiblesse même, une des causes de la maladie à son origine, peut être à son tour impressionné et témoigner par l'amaigrissement et le nervosisme de la malade, du retentissement de l'affection utérine. Aussi le traitement de ces diverses formes de métrites doit-il être à la fois général et local.

Ces indications sommaires sur la nature de la métrite chronique vont nous permettre de résumer rapidement les faits que nous avons pu observer à Salies et d'indiquer brièvement les résultats obtenus par chaque malade soumise à ce genre de traitement.

Les observations que nous possédons sur ce sujet sont au nombre de cinquante au moins, parmi lesquelles vingt-neuf ont trait plus spécialement à la métrite chronique, soit simple, soit avec retentissement secondaire sur les annexes de l'utérus.

Obs. — Femme délicate, mais bien portante, a eu deux enfants, mais était déjà malade avant son dernier accouchement. Dernière grossesse normale.

Le retard dans les époques menstruelles a été le premier symptôme, augmentant tous les mois et durant quatre, huit, dix, quinze jours, accompagné de douleurs irradiées en tout sens avec maux d'estomac, maux de tête.

Leucorrhée très abondante et d'odeur forte. Le flux menstruel amène un certain soulagement.

L'examen local révèle une certaine sensibilité; le col de l'utérus est extrêmement sensible, douloureux, gros et rouge; il est le siège d'une érosion assez étendue, mais pas très profonde. Le col est entr'ouvert et laisse suinter un écoulement muco-purulent très abondant. Le corps de l'utérus est en antéversion très légère et se laisse facilement réduire. Il est mobile, un peu volumineux. L'hystéromètre mesure six centimètres, n'amène aucun suintement sanguin, et passe assez facilement à la condition d'être porté un peu en arrière. Rien à signaler dans les culs-de-sac ni par le toucher rectal.

Pas de constipation, mais envies d'uriner très fréquentes, et dysurie. Grande fatigue à la moindre course et surtout dans la station debout prolongée.

En somme, endométrite chronique cervicale avec ulcération consécutive du col, et ayant amené l'exagération de l'antéversion, légèrement marquée à l'état normal chez cette personne. Cette observation a été très intéressante, car nous avons pu suivre les modifications successives apportées par la cure de Salies. D'abord les pertes blanches ont augmenté très notablement, et, parallèlement la quantité d'urines. Dès les premiers bains, la pesanteur ressentie dans le bas-ventre a diminué et la malade a pu marcher plus facilement. Il y a eu aussi les premiers jours un peu d'énervement général, mais sans élévation de température et sans le moindre point douloureux indiquant une poussée inflammatoire subaiguë. Ces pertes blanches ont subi des alternatives d'augmentation et de diminution, puis sont devenues plus épaisses.

Au moment du quatorzième bain, les règles sont survenues abondantes, faciles et sans douleur. Un lavement d'antypirine a accentué cet effet.

Après le dix-septième bain, l'examen au spéculum a permis de constater les phénomènes suivants :

L'introduction de l'instrument n'était plus doulou reuse comme la première fois. La muqueuse vaginal avait retrouvé sa souplesse et perdu sa rougeur inflam matoire; le col était plus petit et l'érosion avait subi un grande modification; la cicatrisation avait commenc sur les bords, la surface était devenue plus rose, cou verte de petits bourgeons indiquant la tendance à l guérison; l'orifice du col laissait suinter un liquide en core purulent. En aucun point la pression ne réveillai de la douleur.

L'amélioration a continué dans ce sens, du côté d l'état général, comme de l'inflammation locale. La ma lade a pu reprendre sa vie ordinaire; les courses en voi ture, qui la fatiguaient au début, ne lui occasionnaien plus aucun malaise, et le bien-être a persisté plusieur mois après la cure. Un second examen pratiqué plu tard m'a permis de constater que les phénomènes d'in flammation chronique n'avaient pas reparu, que l'anté version avait diminué, et que le col avait repris en par tie sa place. Les règles étaient revenues bien moin douloureuses qu'autrefois.

Le résultat a été obtenu en somme au bout de ving cinq bains, la malade n'est pas restée un seul jour au li il n'a été appliqué aucun topique, sauf des injectio d'eau de guimauve tiède.

Une autre jeune femme a présenté les mêmes phénc mènes avec la même amélioration en une seule saisor

Obs. — Utérus un peu gros, avec sensibilité dans les cul de-sac vaginaux; ulcération du col qui est gros, entr'ouvert porté en arrière et un peu à droite; leucorrhée abondante.
Métrite chronique datant de deux ans environ.

Chez cette malade, l'état pathologique était plus s rieux et compliqué d'un état général, assez mauvai mais la malade a obtenu, dès sa première année, ur guérison complète ; sa santé a été excellente pendant un an et, au bout de ce temps, une nouvelle grossesse est survenue.

Obs. — Etat général lymphatique et nervosisme très accentué; menstruation à 12 ans, irrégulière et accompagnée de crises hystériformes calmées par des pédiluves. Envies fréquentes d'uriner, première grossesse accompagnée de prurit vulvaire avec douleur et besoins fréquents d'uriner mais sans douleur. Accouchement normal. Chaque menstruation est accompagnée de maux de dents et d'amygdalites.

Deuxième grossesse, les règles ne paraissent plus, mais tous les symptômes du molime en utérin apparaissent régulièrement aux époques présumées des règles, et en même temps tenesme vésical et rectal. Le jour, les mictions étaient fréquentes et impérieuses, suivies de l'expulsion de quelques gouttes d'urines, et accompagnées de douleurs violentes de déchirement, de brûlures. La station horizontale diminuait les douleurs, et la nuit la malade souffrait moins de ce côté, mais en revanche les maux de dents et les autres phénomènes nerveux reparaissaient; elle les faisait disparaître en descendant du lit et en se promenant, mais elle était reprise alors de tenesme vésical. Ce fait exclu, la santé générale était excellente.

Aucune modification des urines. L'avortement survient au troisième mois. Le tenesme vésical et rectal persista après la fausse couche et reparut avec les premières règles.

L'examen pratiqué par le médecin permet de constater que le col était très bas en rétroflexion pesant sur le rectum. Le col était gros, ulcéré et couvert de granulations.

Les cautérisations améliorèrent cet état, mais à son arrivée à Salies la malade souffrait encore beaucoup. Le voyage avait été douloureux et pénible et la malade éprouvait deux inconvénients très notables, elle ne pouvait rester assise et était obligée d'uriner toutes les heures. En dehors de la déviation indiquée plus haut, le corps de l'utérus était gros. Le col était énorme, allongé et abaissé, rouge; l'orifice étroit, laissait passer un liquide muco-purulent. La muqueuse était légèrement exulcérée.

Après le cinquième bain, la malade marchait et s'asseyait plus facilement, sentait moins de pesanteur dans le bas-ventre, pouvait rester trois ou quatre heures sans uriner; les selles étaient plus régulières.

Aux huitième et neuvième bains, les envies d'uriner sont revenues plus fréquentes, et la malade éprouvait un peu de cuisson et de picotements. Mêmes phénomènes aux quinzième et dix-neuvième bains.

Après le vingtième bain, les règles apparaissent faciles et sans douleur; la perte a été peu abondante et plus régulière qu'aux autres époques.

La malade quitte Salies après le vingt-cinquième bain. Amélioration de l'état général et amélioration du teint. Diminution de la bouffissure lymphatique. La malade marche plus facilement, et ne ressent plus dans le bas-ventre le poids qui la gênait si fort autrefois. Elle n'éprouve que la vague sensation de quelque chose qu se déplace, mais sans lui causer la moindre douleur Les envies d'uriner ont complètement disparu; la malade, qui se relevait quinze fois par nuit, ne se lève plus une fois maintenant. Elle éprouve seulement une petite cuisson à la fin de la miction. L'examen local montre que le col est notablement remonté, diminué de longueur, et n'offre plus aucune sensibilité. L'examen impossible le premier jour, est devenu facile. Comm nous l'avons dit, la guérison s'est maintenue jusqu'à la grossesse survenue un an après.

Obs. — Dans un autre cas d'endométrite avec métrite parenchymateuse et abaissement, le résultat a été très bon et l'abaissement a paru modifié en bien, mais il est difficile d'affirme si le résultat s'est maintenu, la malade n'ayant pas donné de ses nouvelles.

Obs. — Utérus gros, volumineux, dont le col est porté e arrière; un peu d'empâtement du cul-de-sac gauche; affectio consécutive à une métro-péritonite datant de quatre ans.

Très bon état général et peu de lésions locales, l'amélioratio a consisté en ce que la malade, qui souffrait continuellemer du côté gauche, a vu cette douleur disparaître.

Obs. — Chez une autre personne, l'utérus est fortement en antéversion ; le col appuyant pesamment sur le rectum et macérant dans le pus.

Leucorrhée très abondante depuis quatre ans, constipation, hémorroïdes, douleurs au niveau des cuisses et dans le petit bassin ; femme lymphatique et nerveuse.

Mêmes phénomènes, et amélioration voisine de la guérison, au bout de vingt-cinq bains.

Toutes ces malades atteintes d'affection semblable, éprouvent une amélioration de leur état, qui survient toujours vers le dix-huit ou vingtième bain, si le traitement a été bien dirigé, et si la malade n'a pas un système nerveux spécial qui, irrité par les eaux de Salies, masque quelquefois l'effet immédiat de la cure. Après ce qui précède, il me semble inutile de multiplier le récit d'observations qui plaideraient toutes dans le même sens la cause des eaux de Salies.

3° SALPINGITE

L'existence de la salpingite ou altération des trompes dont l'existence était parfaitement reconnue par nos ancêtres, car on la trouve signalée par Lieutaud, au siècle dernier, Requin, et plus tard par Trousseau, Bernutz, etc., mais l'histoire de cette maladie a été complètement renouvelée de nos jours grâce aux progrès récents de la chirurgie pelvienne. L'opération consistant à enlever les annexes de l'utérus est devenue aujourd'hui une opération fréquente et sans danger ; en même temps quelle a permis d'étudier de plus près les lésions et la nature de cette affection obscure, elle a permis, comme le fait remarquer Lawson Tait « de traiter un grand nombre de « cas qu'on laissait autrefois sans soulagement et exposés « souvent à une mort inévitable ».

Les travaux de Lawson Tait, les thèses de Sœuvre 1884, de Bardet 1885, de Güemes 1888, les récentes discussions de la Société de chirurgie, basées sur des faits anatomiques déjà nombreux, ont fait faire à la question de grands progrès. Au point de vue purement pratique, on peut dire aujourd'hui que la salpingite est une affection rarement isolée et qu'elle coexiste avec des inflammations des organes voisins, métrite, ovarite, paramétrite, etc., tumeur fibreuse, etc., et reconnaît comme étiologie des causesanalogues à celles qui ont engendré ces diverses maladies. — Aussi l'attention des médecins n'est-elle attirée du côté de cet organe que lorsqu'elle offre les caractères spéciaux d'enkystement de mucus, du pus et du sang (hydrosalpingite, pyosalpingite, hematosalpingite). Une fois les lésions assez avancées, pour déterminer une obstruction complète des orifices de la trompe, l'opération est la seule ressource, au moins à notre avis. Mais si au contraire l'orifice utérin de la trompe est resté perméable, et permet un libre écoulement du liquide salpingitique dans la cavité utérine, il nous paraît utile différer l'opération, et de tenter un traitement médical associé au traitement balnéaire. C'est dans les cas de ce genre, lorsque la perméabilité du conduit existe encore, que les eaux de Salies peuvent rendre de réels services, car là comme ailleurs, elles modifient les secrétions inflammatoires et peuvent amener la guérison des lésions. On en trouvera plusieurs exemples dans le chapître suivant, mais la multiplicité des lésions concomitantes et l'impossibilité d'invoquer un contrôle anatomique certain, nous imposent une certaine réserve.

———

4° PÉRI-MÉTRITE, PELVI-PÉRITONITE, PARAMÉTRITE CHRONIQUES

Nous n'avons pas à insister ici sur les différences qu'on a essayé d'établir entre les diverses inflammations aiguës ou chroniques qui viennent compliquer les affections génito-urinaires de la femme. Bernutz, Goupil, Aran décrivaient la pelvi-péritonite ou périmétrite (inflammations du péritoine pelvien), Nonat et Simpson, Gallard, défendaient la paramétrite (inflammations du tissu conjonctif sous-péritonéal, phlegmons pelvieno d'Al. Guérin, œdème aigu de Pirogoff.) Lucas Championnière, se fondant sur l'existence des ganglions lymphatiques a décrit des adéno-phlegmons ayant les lymphatiques comme siège anatomique (adéno-phlegmon, juxta-pubien, adéno-phlegmon iliaque adéno-lymphite péri-utérine adéno-phlegmon du ligament large, adéno-pelvi-péritonite.) Mais si l'on fait remarquer, que toutes ces inflammations peuvent siéger autour de l'utérus, ou se combiner les unes dans les autres, se compliquer de rupture vasculaire, c'est-à-dire d'hématocèle péri-utérine, si, dans bon nombre de cas, il y a coexistence d'une salpingite, on comprendra combien en clinique il est difficile de retrouver les caractères distinctifs de ces variétés didactiques d'inflammation pelvienne, péri-utérine, péri-ovarienne, péri-salpingitique. «La question, dit Schrœder, est du reste difficile à étudier attendu que le diagnostic sur le vif est, dans certains cas, très difficile à établir avec une complète certitude. C'est également l'opinion que paraît défendre M. Pozzi, dans la thèse d'un de ses élèves. « Aujourd'hui les divergences sont encore très marquées entre les auteurs, mais il ne faut pas s'en préoccuper outre mesure. Si, en effet, au point de vue doctrinal, il peut être très important de distinguer la pelvi-péritonite du phlegmon, cette distinction est infiniment moins utile en clinique. En effet, comme le dit Munde, dans les collections intra-péritonéales, l'inflammation adhésive finit par constituer une cavité fermée du côté de la grande cavité péritonéale, de sorte que, pratiquement, ces collections sont extra-péritonéales (1) ».

Nous n'avons à nous occuper ici que des formes absolument chroniques de la pelvi-péritonite, périmétrite, car il ne viendra à personne l'idée de faire voyager une personne atteinte de pelvi-péritonite aiguë, ni de la soumettre à une médication excitante. Au contraire, la phase aiguë terminée, les poussées subaiguës absolument éteintes, tous les médecins seront d'accord pour rechercher une médication à la fois reconstituante pour la malade et résolutive pour les produits plastiques ou lymphatiques, qui, infiltrés autour des organes du petit bassin, encapsulent les viscères et les agglutinent l'un à l'autre. Brides fibreuses, néomembraneuses, magmas caséeux ou sanguins, épanchements citrins, sanguins ou purulents, forment autant de produits à éliminer parce que ce sont autant de foyers putrides, autant de causes d'infections, autant de causes de fièvre, et de retour à un état aigu rapidement grave. C'est pour parer à ces divers inconvénients que M. Pozzi a préconisé la laparotomie sous-péritonéale, dont M. Versepuy publie neuf observations; ces observations ne sont pas toutes démonstratives, car dans la plupart l'auteur ne signale qu'une amélioration post opératoire. Dansla périmétrite commedans la paramétrite, Schrœder (2) préconise les bains d'eaux-minérales bromo-iodurées comme amenant la résorption des exsudats anciens restés inaltérés pendant de longues années. Bouilly indique aussi l'usage des eaux alcalines

(1) Pozzi. Leçons de laFaculté 1887. Thèse de Versepuy, 1888.
(2) Schrœder. *Passime*, page 47, etc.

sulfureuses ou chlorurées sodiques, dans ces mêmes cas.

Les observations suivantes donneront une idée des effets qu'il est possible d'obtenir à Salies, dans le traitement des pelvi-péritonites chroniques, consécutives à des inflammations des organes voisins ou à des infiltrations septiques. (Les cellulites développées autour des fibromes seront examinées ultérieurement). Sur dix-huit malades, douze ont été suivies de façon à ce que les conséquences ultérieures de la cure de Salies ne laissent pas de doute. Voici le résumé de quelques-unes de ces observations :

Coliques hépatiques à 19 ans.

Formée à 15 ans, avec beaucoup de douleur pendant un an, sans avoir de pertes sérieuses.

A beaucoup souffert dans l'aine du côté droit, règles douloureuses, duraient quatre, cinq, huit jours avec interruption; l'écoulement amenait un soulagement.

Mariée à 21 ans, règles douloureuses, longues, et avec pertes blanches excessivcs abondantes, règles régulières.

Première fausse couche de six semaines :

Premier enfant seize mois après son mariage; a 8 ans 1/2.

Deuxième et dernier enfant trente-deux mois après le premier; a six ans.

Après premier accouchement, règles duraient trois jours, toujours très douloureuses, s'arrêtaient huit jours pour reprendre trois jours, avec pertes blanches, régulières.

Après le deuxième accouchement, règles irrégulières, plus fréquentes, tous les huit ou quinze jours, puis interruption de trois mois, pertes blanches considérables.

Est plus malade depuis deux ans, après une grande perte sanguine, de décembre 1885 à mai 1886.

Le médecin constate, métrite avec déviation, périmétrite. Les cautérisations amènent un phlegmon, trois abcès gauches se sont ouverts, deux dans le vagin, un dans l'intestin en novembre 1886.

Souffrait à droite surtout, fièvre, hémorragie. La malade est restée couchée jusqu'en janvier 1887.

S'est toujours beaucoup fatiguée.

A souffert depuis cette époque dans les reins, les aines et le bas-ventre, et toujours beaucoup plus à droite; douleur sciatique droite violente, forte, au point de ne pouvoir allonger sa jambe.

Règles comme avant, deux ou trois fois par mois, venant à la moindre contrariété.

Crises de dysurie fréquentes sans pouvoir uriner.

Rarement sang dans urines; constipation; hémorroïdes.

Très nerveuse, irritable, se fatiguant facilement.

Actuellement, femme pâle, fatiguée, très nerveuse, marchant difficilement de la jambe droite, supporte mal les bains, souffre du bas ventre.

Douleur dans les reins, les aines, crises, meilleur appétit, mais mauvais sommeil, fatigue générale.

Au neuvième bain : col gros, orifice ouvert, porté en arrière et à gauche, utérus gros, cul-de-sac gauche est souple mais tuméfaction profonde périovarienne, utérus mobile, douloureux. Toucher vaginal douloureux.

Toucher rectal : Empâtement post-utérin moins volumineux.

Métrite, périmétrite et périovarite droite et gauche avec anciens phlegmons.

État général très anémié et nerveux.

Repos entre le dixième et le onzième, meilleur état.

Au dix-septième bain : se sent plus forte, maux de cœur, étourdissements, battements dans le côté droit, fatigue, mais sommeil profond, meilleur appétit, selles difficiles, un peu de pertes blanches, douleurs dans le rein droit; urine beaucoup.

Col mou, gros; orifice ouvert.

Utérus moins gros, mobile, mais douleur profonde du côté de l'ovaire droit.

Palper abdominal douloureux à droite et à gauche.

Douleurs et congestions quand la malade est couchée.

Après le vingt-cinquième bain : Très bon état général. Facies bon. Souplesse, facilité des mouvements, petites douleurs dans l'aine gauche. Amélioration très notable. La muqueuse est plus souple, mais le col encore gros, volumineux, peu sensible; l'utérus mobile, est un peu douloureux; l'ovaire encore gros et peu sensible; pertes blanches abondantes; aujourd'hui moins de sensibilité.

Beaucoup moins d'envies d'uriner, moins de douleur après avoir uriné, bon sommeil.

Aujourd'hui, un peu plus de fatigue, mal aux reins, sommeil moins bon.

A pris sept douches et vingt-cinq bains.

Six mois après la malade revient faire une deuxième saison. État excellent ; l'utérus toujours fortement porté en antéversion, mais devenu plus petit et tous les symptômes d'inflammation ayant disparu, sauf une leucorrhée encore abondante et des envies d'uriner qui ont été assez marquées pendant la saison.

Après cette deuxième saison, la malade est partie en très bon état, l'empâtement péri-utérin avait disparu.

En résumé, il a fallu deux saisons rapprochées pour modifier l'état de cette femme, qui, à son arrivée à Salies, pouvait à peine se traîner. Les phénomènes locaux se sont amendés sous l'influence d'un traitement prolongé, et l'amélioration de l'état général s'est faite parallèlement. Mais il est bon d'insister sur ce fait que dans ces affections longues, chroniques, tenaces et si *sujettes à récidives*, il faut répéter coup sur coup la cure d'eau minérale.

Obs. — Métrite chronique datant d'une fausse couche il y a cinq ou six ans, périmétrite datant de *dix mois*, chez une femme de 34 ans.

Régles toujours très régulières, à un ou deux jours près.

Il y a six ans, *interruption* de règles pendant deux mois; suivie d'une règle très forte ayant duré quinze jours, avec perte d'un gros caillot de sang ayant rempli une serviette : est restée au lit pendant toute cette époque.

Règles à 17 ans, facilement, très fortes, moins fortes maintenant, dureraient moins longtemps; mariée à 24 ans. Pas d'enfant, ni de fausse couche. Depuis cinq ou six ans, règles durent sept à huit jours, quelquefois dix jours, et plus. Pas de mal de reins; pas de gonflement du ventre.

Pas de maladies antérieures.

Il y a sept ou huit ans, douleurs dans les reins. Il y a dix mois : Début par point douloureux qui a forcé la malade de s'aliter; névralgie, métrite; ne se couchait que par intermittence; pas de gonflement du ventre.

Un peu de fièvre, mais douleur toujours très vive au début; quelque peu de pertes blanches avant les règles, au début de la maladie; pas de pertes blanches dans l'intervalle des règles, règles alors douloureuses. Actuellement, plus de douleurs.

Constipation avant la maladie, maintenant selles faciles et régulières.

Pas de crises nerveuses, mais crampes dans l'aine gauche. A son arrivée à Salies, femme pâle, mais solide.

Un peu *fatiguée*. Marchant et allant vivement. Anémiée.

Au toucher, utérus un peu gros, entourée d'une gangue inflammatoire latérale, et surtout postérieure très appréciable par le rectum; utérus enclavé et dévié à droite.

Pas de mal dans les reins. Marche facilement, mais se fatigue et sent un point profond, lourd, douloureux, correspondant avec un point douloureux dans les reins.

Énervement facile, pleurs faciles.

Au toucher rectal, surface empâtée lisse, située tout à l'extrémité du doigt, entourant l'utérus et pouvant aussi envelopper les annexes de l'ovaire.

Un abcès s'est vidé il y a trois mois environ et paraît s'être ouvert subitement. Pas de fistule. Bon appétit. Agitation, surtout la nuit.

Troisième bain. — Bon état; anthelesma périorbitaire et buccal, pas de faiblesse ni de douleurs abdominales, selle régulière, pas de fièvre. Cinquième bain : grande douleur dans le flanc droit.

Après sept bains. Au troisième bain un peu de douleur à gauche; urines normales, selles régulières; un peu de gonflement du ventre; plus de douleurs ni de gonflement, mais au palper gonflement iliaque gauche très manifeste, peu douloureux à la pression; pas de fatigue, pertes blanches très abondantes depuis le quatrième bain.

Après le treizième bain : un peu de fatigue; pertes *blanches* extrêmement abondantes. Le jour et la nuit, surtout dans le bain; glaires épaisses, très abondantes, blanches jaunes, précédées pendant deux jours d'une douleur très forte à gauche, vers le milieu, et pesanteur, fatigue, mal dans les reins du côté malade.

Douleur du côté droit; a marché toute la nuit; souffre en urinant.

Au toucher, cul-de-sac vaginal droit, libre, souple; col petit, rond; utérus à peu près en sa position normale, n'est plus repoussé à droite.

A gauche, empâtement très dur du cul-de-sac et entourant côté gauche utérus

L'utérus est plus mobile, petit, diminué de volume. Il faut une pression forte pour amener de la douleur; au toucher rectal; l'empâtement a diminué, existe encore à gauche, mais plus petit, *plus élevé* et moins douloureux. Le doigt ne ramène aucune perte blanche ni rouge.

Les époques sont arrivées un peu abondantes, sans aucune douleur. Elles se sont arrêtées sans provoquer de gonflement, ni douleur, ni aucun phénomène nerveux. La malade dort et reste très calme; selle régulière.

Époque irrégulière; premier jour grande perte; arrêt deux jours francs; *deuxième perte*, très forte et peu douloureuse, surtout avec petits caillots, qui dure quelques heures, puis plus rien jusqu'au lendemain; *forte perte* et très douloureuse, qui a duré trente-six heures, avec caillots; phénomènes congestifs gauches; envie de pleurer, agacée, *énervée*, sensibilité de l'ovaire gauche; un peu de sensibilité, mais règles terminées, ont duré sept jours; température, 36,5.

Pas de pertes blanches; quelquefois un peu de douleur, mais se trouve très bien; douleurs gauches beaucoup moins fréquentes et très diminuées.

Cul-de-sac gauche du vagin est libre, cependant, en arrière, on sent profondément encore un peu d'induration, mais plus molle et plus limitée; la matrice est encore un peu grosse; col porté en arrière, corps en avant, mais la muqueuse est souple et plus adhérente, ce qui indique résorption des produits plastiques. Le point douloureux dans les reins n'a pas été réveillée; selles régulières.

Le cul-de-sac gauche est encore assez empâté, douloureux au toucher avec douleur dans les reins; rien en arrière; douleurs la nuit.

5 septembre. — Bon état; cul-de-sac gauche plus souple;

muqueuse décollée du noyau inflammatoire, qui est plus petit, localisé, moins dur; mobilité de l'utérus.

Rien, par toucher rectal. Très bon état.

Règles venues le 6, faciles, abondantes, sans souffrance; la malade marche, va, vient.

Partie en septembre, amélioration considérable, utérus beaucoup plus petit, mobile; cul-de-sac gauche plus libre; l'empâtement paraît à peine, beaucoup moindre, plus mou, peu douloureux.

A pris quarante-cinq bains et vingt douches.

Obs. — Femme jeune, bien constituée. Les époques, régulières au début, mais douloureuses, sont restées douloureuses et sont devenues, depuis le mariage, très abondantes et elles avancent de deux jours. Antéversion avec crises de dysurie, l'ovaire gauche et la trompe gauche sont très faciles à sentir par le double toucher et sont douloureux. Leucorrhée.

Fatigue dans les cuisses, surtout du côté gauche; marche très pénible. Depuis plusieurs mois *vomissements incoercibles* ne gênant ni les repas, ni la digestion et ne portant aucune atteinte à la santé générale.

Après le huitième bain le bas-ventre n'est pas douloureux, marche un peu mieux, bon sommeil, bon appétit.

Après vingt-sept bains. — L'ovaire gauche est beaucoup moins douloureux. La trompe est bien moins sensible, l'utérus est plus mobile et le col moins gros et plus mou.

Obs. — Une autre personne a présenté des vomissements incoercibles avec mérycisme pendant plus de deux ans. Atteinte de métrite chronique avec salpingite et ovarite gauche, périmétrite, affection remontant à huit ans, mais accentuée depuis quatre ans; crises nerveuses.

Ces vomissements ont reparu pendant la première saison. Mais l'amélioration a été telle que trois mois après la malade est revenue faire une deuxième saison pour accentuer les bénéfices qu'elle avait retiré de sa première cure.

On a vu plus haut le cas d'une personne atteinte de périmétrite, et qui a guéri, tout en se trouvant au début d'une grossesse. Un autre personne diabétique et atteinte de phlegmon chronique a éprouvé une très grande amélioration. Peut-être chez les albuminuriques faut-il apporter plus de réserve dans le pronostic. Mais on peut dire que pour ce genre d'affection, si les malades veulent avoir la patience de faire une saison un peu longue ou plusieurs saisons répétées, leurs efforts et leur patience seront certainement couronnés de succès.

5° FIBROMES UTÉRINS

Le traitement des fibromes utérins peut se diviser en traitement chirurgical et en traitement médical.

Par le traitement chirurgical on se propose ou d'enlever la tumeur (énucléation, hystérectomie vaginale, abdominale, myomotomie vaginale ou abdominale) ou de pallier les conséquences des hémorragies, en enlevant les annexes de l'utérus. (Oophorectomie— Hegar, Battey — exécutée aussi par les deux voies abdominale ou vaginale). D'après Bouilly, et la thèse de notre excellent ami Tissier, celle de Vautrin, etc., l'oophorectomie est indiquée s'il y a des hémorragies menaçant l'existence, si la tumeur offre une progression trop rapide, s'il y a des poussées de péritonite. Elle n'est applicable qu'aux fibromes petits ou moyens. Elle est inutile et presque impossible dans les tumeurs de gros volume.

M. Bouilly apprécie de la façon suivante le traitement chirurgical des fibromes : « Le pronostic du traitement « des fibromes par la laparotomie est encore sévère ; « les cas sont trop variés pour qu'une statistique géné« rale de cette opération puisse fournir des données « bien utiles sur sa valeur ou ses indications. Tandis « que l'intervention est relativement bénigne et facile « dans le cas de myomes sous-séreux pédiculés, ou de « myomes sous-séreux ou interstitiels siégeant sur le fond « de l'utérus au-dessous de l'insertion des annexes, elle « acquiert une gravité considérable quand la tumeur a « envahi tout l'utérus et surtout quand elle infiltre les « ligaments larges et le tissu cellulaire pelvien.

« D'après une statistique de Bigelow, sur 573 hysté« rectomies, pratiquées pour fibro-myomes utérins, il

« y a eu 241 morts, soit une proportion de 46 0/0. Si « l'ablation des annexes (oophorectomie) faite en temps « utile tient dans le traitement des fibromes ce qu'elle « semble promettre, l'avenir est, à cette dernière opéra- « tion, beaucoup moins meurtrière et plus facile que la « laparo-hystérectomie (*Encycl. chirurgicale*) ».

Quelles sont les indications et les ressources du traitement médical des fibro-myomes utérins? On a beaucoup préconisé dans ces derniers temps l'emploi de l'électricité, Apostoli, Chéron, Martin, Carlet ont publié des résultats qui paraissent remarquables ; au moyen de l'électrolyse intra-utérine on obtient des troubles de nutrition dans l'utérus et dans la tumeur même, qui se traduisent par la formation d'une eschare d'une part, mais aussi par la suppression des hémorragies, et par la diminution du volume de la tumeur. D'après les auteurs qui précèdent cette méthode serait inoffensive.

Cependant tous les observateurs ne sont pas d'accord sur ce point. Il est vrai qu'il faut tenir compte du mode d'électricité employé. Gallard, dans la thèse de son élève, Pegond (1881), indique les conclusions suivantes : Les courants continus n'ont produit aucun changement de volume. Ils n'ont arrêté ni diminué les hémorragies, ils ont plutôt paru avoir une légère tendance à les provoquer ou à les reproduire.

D'après la thèse de Vautrin, Kimball et Routh auraient aussi employé les courants continus. Everett préfère le courant faradique qui lui aurait donné les meilleurs résultats. Cutter, en employant l'électropuncture, a obtenu trois guérisons, quatre améliorations, quatre morts et trente-deux insuccès. Ces résultats dispensent de commentaires.

D'ailleurs, l'électricité ne peut être applicable à tous les cas, car son emploi trouve des contre-indications dans la présence de phénomènes hystériques, inflammations, périmétrite aiguë, entérite glaireuse, etc.

Le massage ne paraît pas non plus avoir donné de bons résultats, car Simpson et Breslau ne sont arrivés à produire que des pelvi-péritonites.

Les injections d'ergotine sous-cutanées (traitement d'Hildebrandt) ou interstitielles paraissent avoir donné des résultats aussi fort discutables.

Au point de vue du traitement thermal tous les auteurs sont d'accord pour reconnaître les bons effets des eaux bromurées, chlorurées et sodiques. « Il est une catégorie « de corps fibreux qui sont justiciables de cette théra- « peutique, ce sont ceux qui ne causent que peu de « troubles et qui commencent à se développer. Les « myomes multiples, qui infiltrent tout le tissu utérin « font saillie au dessous de la muqueuse et engendrent « des hémorragies profuses, sont ceux qui réclament « le plus impérieusement l'application des médications « précédentes. La fréquentation des stations thermales, « les injections d'ergotine sont les modificateurs les « plus sûrs en cette occurrence. » C'est aussi l'opinion de M. Bouilly : « A l'aide de ces moyens on peut voir « dans quelques cas la tumeur rétrocéder, ou au moins « ne pas augmenter de volume. En tout cas, ce sont les « premiers à employer, tant que le fibrome ne détermine « pas d'accidents, et ils peuvent encore être utilement « continués, comme nous le verrons, dans le cas de « métrorrhagie ou d'accroissement de la tumeur. »

Telles sont les indications thérapeutiques fournies par les auteurs contemporains.

Nous allons rechercher maintenant quelles conclusions nous pouvons tirer de notre pratique personnelle à Salies-de-Béarn : Cinquante-quatre malades étaient atteintes de fibromes utérins, mais pour trente-neuf personnes seulement nous connaissons les résultats immédiats et éloignés de la cure.

D'après l'âge, ces personnes peuvent se classer dans l'ordre suivant :

De 20 à 30 ans	5
— 30 à 40 —	16
— 40 à 50 —	20
— 50 à 60 —	3
— 60 à 65 —	3
Age inconnu	7

De ces cinquante-quatre personnes, deux seulement n'avaient pas été mariées. Des cinquante-deux femmes mariées, trente et une avaient eu des enfants.

Au point de vue du volume de la tumeur fibreuse :

La tumeur	était cachée dans le petit bassin	chez	7	femmes
—	atteignait le pubis	—	8	—
—	dépassait le pubis	—	16	—
—	atteignait l'ombilic	—	15	—
—	atteignait le creux épigastrique.	—	1	—

Sur trente-neuf malades examinées à ce point de vue, nous avons noté dix-huit fois une diminution de volume de la tumeur. Dans quelques cas la diminution a été minime, dans plusieurs elle a été très considérable, d'un tiers ou d'un quart. Il n'est pas rare de voir des tumeurs dépassant le pubis au début de la saison, disparaître complètement dans la cavité pelvienne. Chez une personne une tumeur atteignant l'ombilic a diminué au point de ne plus atteindre l'arcade pubienne.

Dans deux cas, il y a eu un ramollissement des fibromes, sans inconvénient pour la santé générale. Dans un autre cas, le fibrome s'est totalement aplati, formant une sorte de plastron sus-pubien.

Dans un cas où la ménopause était confirmée depuis plusieurs années, où le fibrome était absolument dur, le résultat a été nul.

Dans quelques cas le siège du fibrome se modifie, comme d'ailleurs en dehors de tout traitement. Chez plusieurs malades le fibrome interstitiel a paru remonter dans la cavité abdominale et faire remonter avec lui l'utérus.

La situation de l'utérus a été recherchée			45	fois.
La cavité utérine était augmentée........			5	—
L'utérus	était en	antéversion............	12	—
—	—	rétroversion...........	6	—
—	—	abaissement...........	7	—
—	—	remonté...............	8	—
—	—	rétroflexion............	2	—
—	—	mobile................	4	—
—	—	immobilité complète....	1	—

La cure de Salies a amené une diminution dans la grandeur de la cavité. Elle ne me paraît pas avoir modifié sensiblement les déviations. Peut-être l'abaissement a-t-il été corrigé par suite de la diminution de volume et de l'utérus et de la tumeur. Mais cette amélioration s'est-elle maintenue?

Au point de vue des règles, chez vingt malades nous avons constaté :

10 fois des règles régulières au moment même de la puberté.

10 fois de la dysmenorrhée à cette même époque.

Au point de vue des règles, depuis la constatation de la tumeur nous avons noté chez trente-cinq malades des ménorragies ou des hémorragies, soit de quinzaine soit à tout autre moment. Dans dix-neuf autres cas nous n'avons pas noté de flux menstruel exagéré, mais des douleurs plus ou moins violentes, principalement au début de la crise mensuelle. Nous avons noté, dans dix-sept cas, une amélioration très appréciable et la disparition de l'hémorragie. Dans deux cas, c'était après la ménopause. Dans deux cas, le résultat a été nul, et les hémorragies, calmées à Salies pendant la cure, ont reparu au bout de trois ou quatre mois. Il est incontestable que les personnes qui se donnent la péine de faire deux saisons par an, au début de ces hémorragies, obtiennent de bien meilleurs résultats que les autres, et surtout des résultats plus rapidement définitifs.

Quant aux douleurs, névralgies, sciatique, faciale ou douleurs musculaires, lumbago, douleurs dans les cuisses, elles sont améliorées au point que les malades peuvent généralement, au bout de deux saisons, reprendre leur activité ordinaire. Les névralgies sont plus tenaces que les douleurs musculaires. Elles disparaissent si la tumeur diminue de volume, ou change de place, ou si encore elles sont dues à une congestion passive de l'utérus. Mais si elles sont dues à la déviation utérine même, et surtout à la flexion d'une de ses parties, elles ont toujours tendance à reparaître sous la moindre influence.

Des douleurs dues aux poussées de cellulite ou de pelvi-péritonite, qui se développent si souvent autour des tumeurs fibreuses, suivent la même évolution que ces poussées inflammatoires. On ne les envoie à Salies, et à juste raison, qu'en dehors de toute période aiguë; les états subinflammatoires disparaissent toujours à Salies si le traitement a été suffisamment ménagé. Aussi la disparition de la douleur, la mobilité de la tumeur et la diminution des empâtements péri-fibromateux en sont le meilleur témoignage.

L'œdème des membres inférieurs, les congestions rénales passives, l'albuminurie (si elle est seulement symptomatique de ces congestions) disparaissent, car l'eau de Salies agit à la fois sur l'état de la circulation locale et sur l'état général. La cure détermine immédiatement des crises d'acide urique, au plus grand bénéfice de la nutrition. Aussi les crises de vessie, observées chez ces malades, tiennent-elles à des causes variables : compression du col de la vessie par col de l'utérus en rétroversion, par exemple. Compression de la vessie par le fibrome ou par les exsudats péri-fibromateux, altérations des urines chargées d'acide urique, d'albumine, etc. Phénomènes nerveux réflexes de cystalgie. Dix fois nous avons noté ces crises du côté de la vessie, se traduisant par de la pollaxuirie. Envies fréquentes d'uriner, de la dysurie, des urines troubles, etc. Dans les dix cas les eaux de Salies ont amené l'amélioration et la guérison de cet état morbide. Au contraire, dans un cas d'incontinence d'urine, le résultat a été négatif.

De même pour les accidents de compression du rectum ou d'irritation de voisinage. Le ténesme, l'entérite glaireuse, guérissent presque sûrement. L'état de constipation subit, au contraire, des modifications fort variables ; mais cela n'étonnera personne.

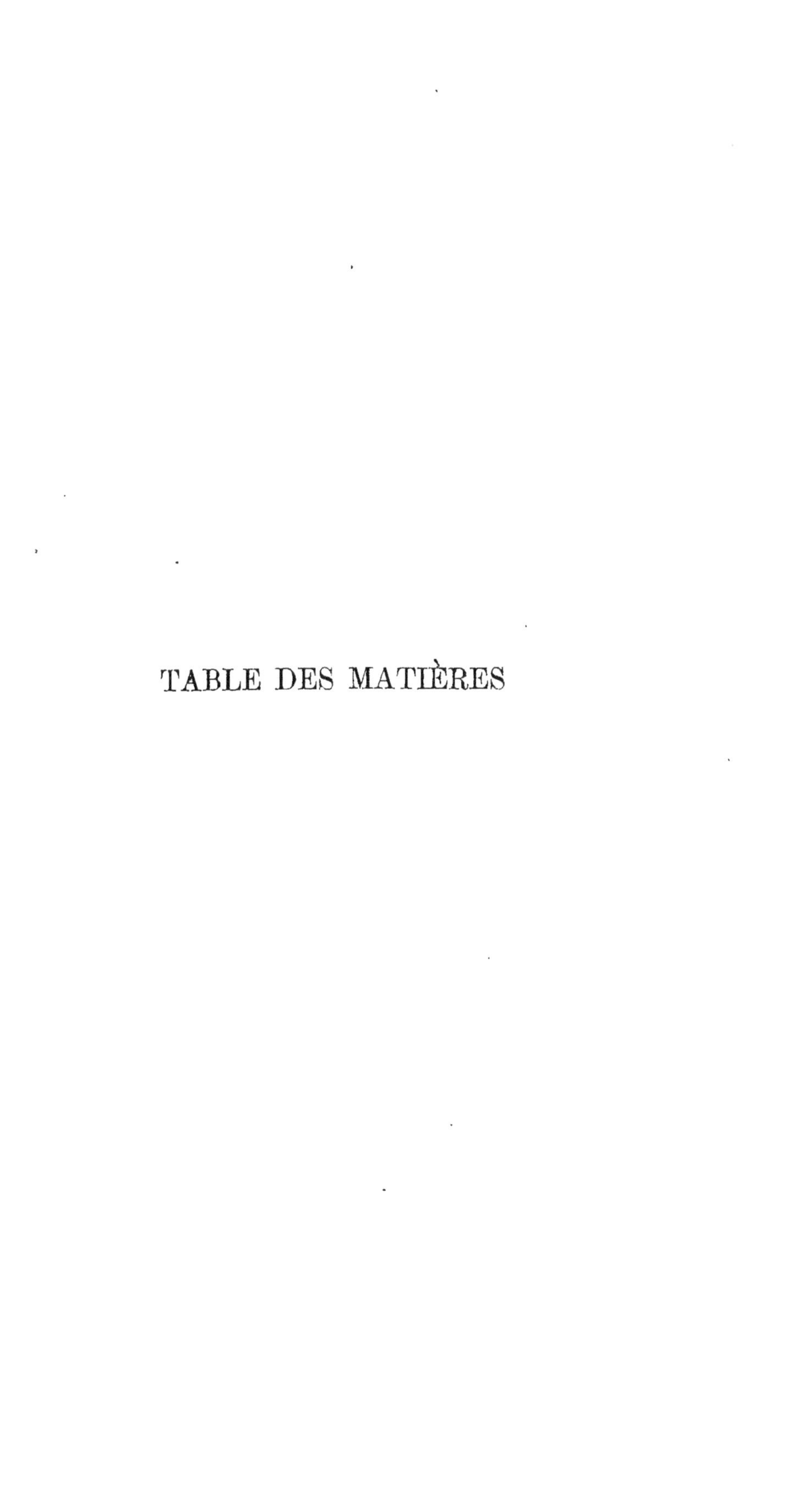

TABLE DES MATIÈRES

TABLE DES MATIÈRES

PARIS. — IMPRIMERIE A. LANIER ET SES FILS
14, RUE SÉGUIER, 14

www.ingramcontent.com/pod-product-compliance
Ingram Content Group UK Ltd.
Pitfield, Milton Keynes, MK11 3LW, UK
UKHW020151220726
13923UKWH00001B/470